Kiran Mahajan
Aditya Suryawanshi
Sujata Shendage

Técnicas de formulação nanotecnológica

Kiran Mahajan
Aditya Suryawanshi
Sujata Shendage

Técnicas de formulação nanotecnológica

Nanotecnologia

ScienciaScripts

Imprint

Cover image: www.ingimage.com

This book is a translation from the original published under ISBN 978-620-8-41708-6.

Publisher:
Sciencia Scripts
is a trademark of
Dodo Books Indian Ocean Ltd. and OmniScriptum S.R.L publishing group

120 High Road, East Finchley, London, N2 9ED, United Kingdom
Str. Armeneasca 28/1, office 1, Chisinau MD-2012, Republic of Moldova, Europe
Managing Directors: Ieva Konstantinova, Victoria Ursu
info@omniscriptum.com

Printed at: see last page
ISBN: 978-620-8-55611-2

Técnicas de formulação nanotecnológica: Uma revisão exaustiva dos métodos, aplicações e direcções futuras

Kiran C. Mahajan[1]*, Aditya R. Suryawanshi[1], Sujata M. Shendage[1], Ganesh Y. Dama[2] [1]Department of Pharmaceutics, SGMSPM's Sharadchandra Pawar College of Pharmacy, Dumbarwadi (Otur), Tal- Junnar, Dist.- Pune, Maharashtra, India, 410504.

[2]Department of Pharmacognosy, SGMSPM's Sharadchandra Pawar College of Pharmacy, Dumbarwadi (Otur), Tal- Junnar, Dist.- Pune, Maharashtra, India, 410504.

Autor correspondente:

Dr. Kiran C. Mahajan*

ID do correio eletrónicokirancmahajan@gmail.com

Professor, Departamento de Farmácia, Faculdade de Farmácia Sharadchandra Pawar da SGMSPM, Dumbarwadi (Otur), Tal- Junnar, Dist.- Pune, Maharashtra, Índia, 410504

Índice

Resumo:

Objetivo: O objetivo desta revisão é explorar a forma como a nanotecnologia permite a manipulação da matéria a nível atómico e molecular, revolucionando assim indústrias como a eletrónica, a energia, a saúde e as ciências ambientais.

Objetivo: O objetivo do artigo é fornecer uma visão abrangente da nanotecnologia, do seu desenvolvimento histórico, das várias aplicações e dos processos envolvidos na síntese e caraterização de nanopartículas.

Objetivo: O objetivo deste documento é realçar o potencial transformador da nanotecnologia em áreas como a medicina (por exemplo, administração de medicamentos específicos, tratamento do cancro, diagnóstico por imagem), ciências ambientais (por exemplo, controlo da poluição, purificação da água) e outras indústrias. Pretende também destacar desafios e orientações futuras, incluindo a importância de materiais sustentáveis, biocompatibilidade e medidas regulamentares para garantir a segurança e a eficácia.

Conclusão: A análise conclui que a nanotecnologia tem potencial para melhorar significativamente a vida humana e revolucionar vários sectores. No entanto, salienta que uma investigação cautelosa, uma supervisão regulamentar e o desenvolvimento de práticas sustentáveis e seguras são essenciais para garantir a sua eficácia e segurança a longo prazo.

Palavras-chave: Nanotecnologia, nanopartículas, sustentabilidade, biocompatibilidade, administração de medicamentos, controlo regulamentar

1. Introdução às nanotecnologias:

a. Definição e significado:

A manipulação da matéria às escalas atómica, molecular e supramolecular - normalmente entre 1 e 100 nanómetros - é designada por nanotecnologia. Graças a esta escala de manipulação da matéria, é possível criar materiais com qualidades muito melhoradas que não são observadas nos materiais a granel. Os efeitos da mecânica quântica à escala nanométrica resultam em caraterísticas mecânicas, ópticas e eléctricas especiais que não se verificam nos materiais a granel. Estas caraterísticas são utilizadas para criar novos materiais e dispositivos, criando novas vias para a inovação numa série de indústrias, incluindo as ciências ambientais, a eletrónica, a medicina e a energia[1, 2]. A capacidade da nanotecnologia para modificar a estrutura de um material a nível atómico ou molecular e assim personalizar as suas qualidades é uma das suas caraterísticas mais importantes. Por exemplo, os nanotubos de carbono - estruturas cilíndricas compostas por átomos de carbono - são perfeitos para utilização em materiais compósitos, sensores e dispositivos de armazenamento de energia, devido à sua excecional resistência mecânica, condutividade eléctrica e estabilidade térmica[3 4]. Do mesmo modo, devido às suas caraterísticas ópticas únicas, resultantes da sua interação com a luz, nanopartículas como o ouro e a prata podem ser utilizadas em sistemas de administração de medicamentos específicos, imagiologia biomédica e diagnóstico[5 6]. A indústria médica, em particular, tem muito a ganhar com os desenvolvimentos da nanotecnologia. Estão a ser concebidos sistemas de administração terapêutica que podem visar células ou tecidos específicos utilizando nanomateriais, aumentando a eficácia terapêutica e reduzindo os efeitos secundários[7]. O tratamento personalizado e a criação de instrumentos de diagnóstico mais eficazes são outros dois domínios em que a nanotecnologia é promissora[8]. Além disso, a nanotecnologia está a ajudar o sector da energia a desenvolver células de combustível, baterias e células solares mais eficientes, todas elas essenciais para resolver os problemas energéticos mundiais[9, 10]. Além disso, os nanomateriais são cruciais para aplicações ambientais como a prevenção da poluição e a purificação da água, fornecendo respostas criativas para a sustentabilidade[11, 12]. O rápido avanço da nanotecnologia levanta questões relativamente ao seu impacto ambiental, segurança e ramificações éticas, apesar do seu enorme potencial. Devido à sua pequena dimensão, as nanopartículas podem interagir com os sistemas biológicos de formas que as partículas maiores não conseguem, o que pode ter consequências imprevistas para a saúde[13, 14]. Por conseguinte, a fim de minimizar quaisquer perigos e otimizar as vantagens desta tecnologia revolucionária, é essencial estabelecer quadros legais e procedimentos de segurança para o manuseamento e aplicação de nanomateriais[15].

b. Contexto histórico:

O conceito de nanotecnologia foi popularizado pela primeira vez pelo físico Richard Feynman na sua famosa conferência de 1959, "There's Plenty of Room at the Bottom", na qual propôs a manipulação de átomos e moléculas individuais para criar novos materiais e dispositivos a uma escala muito mais pequena do que o olho humano poderia perceber. Feynman previu um futuro em que a tecnologia poderia influenciar a matéria ao nível atómico, estabelecendo as bases teóricas para o que viria a ser a ciência da nanotecnologia[16]. Embora o discurso de Feynman tenha suscitado um entusiasmo inicial, a aplicação prática da nanotecnologia permaneceu ilusória durante várias décadas devido à falta de ferramentas e procedimentos eficazes para manipular a matéria em dimensões tão pequenas. Este domínio só começou a ganhar força no final do século XX. Os átomos e as moléculas individuais puderam ser vistos e controlados pela primeira vez graças ao desenvolvimento da microscopia, nomeadamente do microscópio de túnel de varrimento (STM), criado em 1981 por Gerd Binnig e Heinrich Rohrer[17]. Na sequência desta descoberta, foram criados métodos de microscopia mais potentes, como a microscopia de força atómica (AFM), que permitiram aos cientistas trabalhar com nanomateriais a resoluções nunca antes alcançadas[18]. Estes desenvolvimentos tecnológicos tornaram possível aos investigadores estudar e trabalhar com materiais à nanoescala, o que contribuiu para a expansão deste domínio. Os avanços na ciência dos materiais, incluindo a criação de nanomateriais como os nanotubos de carbono e os pontos quânticos, aceleraram ainda mais o desenvolvimento da nanotecnologia. Estes materiais demonstraram qualidades especiais, como maior resistência mecânica, qualidades ópticas e condutividade eléctrica, que não eram observadas nos seus homólogos a granel[19, 20]. A nanotecnologia começou a emergir como uma tecnologia revolucionária à medida que as potenciais utilizações destes materiais numa variedade de sectores, desde a eletrónica e a energia até às ciências médicas e ambientais, se tornaram rapidamente evidentes. Com os governos, as instituições académicas e o sector comercial a fazerem investimentos significativos no seu avanço, a nanotecnologia tornou-se amplamente reconhecida como um domínio crucial da investigação científica e da inovação no virar do século XXI[21]. A importância das nanotecnologias foi ainda mais demonstrada em 2000, quando os Estados Unidos criaram iniciativas como a Iniciativa Nacional para as Nanotecnologias (NNI), que financiou a investigação e promoveu a cooperação entre diferentes domínios científicos[22].

c. Visão geral das aplicações:

A capacidade única da nanotecnologia de alterar a matéria à nanoescala para desenvolver materiais e sistemas com qualidades superiores tem uma vasta gama de aplicações em vários domínios. A administração de medicamentos é uma das aplicações mais interessantes da nanotecnologia. Os lipossomas, os dendrímeros e as micelas são exemplos de nanopartículas que podem ser concebidas para administrar medicamentos de forma mais eficaz em locais específicos do corpo, melhorando os resultados terapêuticos e minimizando os efeitos adversos. A nanotecnologia é uma ferramenta essencial para o desenvolvimento da medicina personalizada e das terapias contra o cancro, devido à sua capacidade de atingir células ou tecidos específicos, incluindo células cancerígenas[23, 24]. Além disso, os medicamentos delicados podem ser protegidos da deterioração por nanocarreadores, o que garante uma libertação prolongada e melhora a biodisponibilidade dos medicamentos[25]. A nanotecnologia está a contribuir para a criação de tecnologias de armazenamento de energia mais eficazes no sector da energia. Os nanotubos de carbono e os eléctrodos nanoestruturados são dois exemplos de nanomateriais que estão a ser utilizados para melhorar o desempenho das pilhas e dos supercondensadores. Os dispositivos de armazenamento de energia mais duradouros e mais eficazes são possíveis graças à maior área de superfície destes materiais, ao movimento mais rápido dos iões e à maior densidade energética[26, 27]. Por exemplo, as baterias de iões de lítio que contêm nanomateriais demonstraram melhorias notáveis na estabilidade do ciclo e na capacidade de carga, o que as torna perfeitas para utilização em aparelhos electrónicos portáteis e automóveis eléctricos[28]. Outro domínio em que a nanotecnologia está a fazer grandes progressos é o da remediação ambiental. Os poluentes estão a ser extraídos do solo e da água contaminados utilizando nanomateriais, especialmente nanopartículas de metais como o ferro e o ferro zero-valente. Estes materiais constituem um método prático e sustentável de limpeza do ambiente, degradando eficazmente poluentes perigosos como pesticidas, metais pesados e solventes orgânicos[29, 30]. Além disso, em zonas com acesso limitado a instalações de tratamento de água, a nanotecnologia está a ser utilizada em tecnologias de purificação da água, em que os nanomateriais podem filtrar os contaminantes a nível molecular para fornecer água potável segura e limpa[31]. Além disso, a nanotecnologia está a transformar a criação de novos materiais com qualidades melhoradas. A melhoria da resistência mecânica, da estabilidade térmica e da condutividade eléctrica são caraterísticas dos nanocompósitos, que são materiais à escala nanométrica combinados com metais, polímeros ou cerâmicas. Estes materiais de ponta podem ser utilizados nos sectores da construção, automóvel e aeroespacial, onde o desempenho e a longevidade são cruciais[32, 33]. A fim de aumentar a longevidade dos produtos e reduzir os custos de manutenção, estão também a ser desenvolvidos revestimentos nanoestruturados para melhorar as qualidades da superfície dos materiais, como a resistência à água, a anticorrosão e as capacidades de auto-regeneração[34].

2. Classificação das nanopartículas:

a. Tipos de nanopartículas:

i. Nanopartículas metálicas:

As nanopartículas de ouro, prata e platina têm suscitado grande interesse devido às suas qualidades catalíticas distintas e às suas numerosas utilizações biomédicas. Estas nanopartículas metálicas são perfeitas para a catálise e a medicina devido às suas caraterísticas dependentes do tamanho e da forma. Podem funcionar como catalisadores extremamente eficazes numa série de reacções químicas devido à sua elevada relação área superficial/volume e à sua capacidade de ressonância plasmónica de superfície[35, 36]. A excecional atividade catalítica das nanopartículas de ouro (AuNPs), particularmente nas reacções de oxidação e redução, tornou-as excecionalmente conhecidas. Devido à sua baixa toxicidade e facilidade de funcionalização com uma vasta gama de moléculas, são frequentemente utilizadas em procedimentos como a redução de compostos orgânicos e a catálise de reacções de hidrogenação[37]. Além disso, as AuNPs têm-se mostrado promissoras em aplicações ambientais, incluindo a eliminação de metais pesados de águas residuais e a degradação de contaminantes nocivos[38]. Foram realizados numerosos estudos sobre a sua aplicação na administração de medicamentos e no diagnóstico por imagem, devido à sua biocompatibilidade. Ao garantir uma administração direcionada, as nanopartículas de ouro podem ser concebidas para administrar medicamentos em locais específicos do corpo, minimizando os efeitos adversos da quimioterapia e de outras terapias[39, 40]. Devido às suas conhecidas qualidades antibacterianas, as nanopartículas de prata (AgNPs) são úteis numa variedade de aplicações biológicas, especialmente na prevenção de infecções e na cicatrização de feridas. As AgNPs são frequentemente utilizadas em dispositivos médicos, pensos e revestimentos para impedir o desenvolvimento microbiano, devido à sua grande eficácia contra uma vasta gama de bactérias, fungos e vírus[41, 42]. Para além das suas propriedades antibacterianas, as nanopartículas de prata estão a ser investigadas para aplicação na terapia do cancro. Ao estimularem a absorção celular de fármacos quimioterapêuticos, podem melhorar a eficácia dos tratamentos convencionais[43]. Além disso, a utilização de nanopartículas de prata em biossensores para a deteção de agentes patogénicos e biomarcadores está a suscitar interesse no desenvolvimento de ferramentas de diagnóstico[44]. Tal como o ouro e a prata, as nanopartículas de platina (PtNPs) são largamente utilizadas em processos catalíticos industriais, incluindo a tecnologia das células de combustível e os conversores catalíticos para automóveis, devido às suas qualidades catalíticas bem conhecidas. Quando comparadas com a platina a granel, as nanopartículas de platina são especialmente procuradas pela sua capacidade de promover processos tais como a hidrogenação, a oxidação e a formação de ligações carbono-carbono a temperaturas mais baixas[45]. As nanopartículas à base de platina estão a ser cada vez mais utilizadas em aplicações biomédicas para curar o cancro. Ao aumentar a absorção celular e ao diminuir a toxicidade sistémica, as nanopartículas de platina podem melhorar a administração e a eficácia de fármacos quimioterapêuticos à base de platina, incluindo a cisplatina[46]. Além disso, devido ao seu elevado número atómico e às suas capacidades superiores de absorção de raios X, as nanopartículas de platina têm-se revelado promissoras em aplicações de imagiologia, onde são utilizadas como agentes de contraste em imagens de TC e de raios X[47].

ii. Nanopartículas poliméricas:

Devido à sua adaptabilidade, biocompatibilidade e capacidade de encapsular uma vasta gama de agentes terapêuticos, como proteínas, ácidos nucleicos e pequenas moléculas, as nanopartículas poliméricas tornaram-se uma das tecnologias de administração de fármacos mais promissoras. Normalmente compostas por polímeros biodegradáveis, estas nanopartículas têm a vantagem de reduzir a toxicidade a longo prazo, uma vez que podem decompor-se em metabolitos não tóxicos após a libertação do fármaco[48]. As nanopartículas poliméricas são excelentes candidatas à administração controlada e orientada de fármacos, uma vez que o seu tamanho, carga superficial e composição podem ser cuidadosamente regulados para maximizar o encapsulamento do fármaco, a cinética de libertação e a eficiência da orientação[49, 50]. Um dos principais benefícios das nanopartículas poliméricas é o aumento da biodisponibilidade e da durabilidade dos agentes terapêuticos, nomeadamente dos que são pouco solúveis ou facilmente decompostos no organismo. Quando administrados através de nanopartículas poliméricas, medicamentos como vacinas, tratamentos genéticos e medicamentos anticancerígenos têm uma melhor farmacocinética e menos efeitos secundários sistémicos[51]. Para garantir que uma maior concentração do medicamento chegue ao local alvo, as nanopartículas poliméricas, por exemplo, podem proteger os medicamentos quimioterápicos da deterioração na corrente sanguínea. Além disso, sua superfície pode ser alterada com ligantes de direcionamento, como peptídeos ou anticorpos, o que permite a entrega de medicamentos a tecidos específicos, como células tumorais, com maior eficiência e menor dano aos tecidos saudáveis[52, 53]. A distribuição de medicamentos macromoleculares, como as proteínas, o ARN e o ADN, que têm grandes problemas de estabilidade e eficiência de entrega, também é efectuada por nanopartículas poliméricas. Para evitar a degradação enzimática, melhorar a absorção celular e facilitar a libertação intracelular, estes medicamentos podem ser envolvidos em nanopartículas. Como resultado, foram desenvolvidos potenciais sistemas de entrega de genes com o objetivo de tratar doenças genéticas através da entrega de genes terapêuticos a tecidos ou células específicos[54, 55]. As nanopartículas poliméricas estão a ser investigadas para potenciais utilizações na administração de vacinas, para além da administração de medicamentos. Ao actuarem como adjuvantes, as nanopartículas podem estimular a reação do sistema imunitário ao antigénio encapsulado e aumentar a eficácia das vacinas. São candidatas perfeitas para induzir respostas imunitárias sem o risco de infeção devido à sua capacidade de replicar o tamanho e a estrutura dos agentes patogénicos[56]. Além disso, em comparação com as formulações tradicionais de vacinas, as nanopartículas poliméricas podem ser concebidas para distribuir a vacina durante um período de tempo mais longo, resultando numa imunidade duradoura com menos doses[57]. A medicina personalizada, em que os tratamentos podem ser adaptados às necessidades de cada doente com base em factores como o tipo de doença, o perfil genético e a resposta ao tratamento, tem-se tornado cada vez mais popular devido à capacidade de conceber nanopartículas poliméricas com uma variedade de propriedades para aplicações específicas. A fim de aumentar ainda mais a eficácia da administração de fármacos, reduzir a toxicidade e melhorar os resultados dos doentes numa variedade de áreas terapêuticas, como o cancro, as doenças auto-imunes e as doenças infecciosas, continua a ser realizada investigação para otimizar a conceção destas nanopartículas[58].

iii. Nanopartículas cerâmicas:

Devido à sua excecional condutividade eléctrica, reatividade química e grande estabilidade térmica, as nanopartículas cerâmicas, que são feitas de materiais inorgânicos tais como óxidos metálicos, nitretos e carbonetos, encontram aplicações extensivas em eletrónica e catálise. O tamanho, a forma e as caraterísticas da superfície destas nanopartículas podem ser controlados com precisão graças a uma variedade de técnicas de síntese, incluindo procedimentos sol-gel, síntese hidrotérmica e deposição química de vapor. Devido à sua grande área superficial e às suas caraterísticas electrónicas ajustáveis, são excelentes candidatas a uma série de aplicações técnicas, desde dispositivos eléctricos a processos catalíticos[59, 60]. As nanopartículas cerâmicas estão a ser cada vez mais utilizadas na eletrónica para criar componentes electrónicos sofisticados, incluindo sensores, transístores e condensadores. Como podem melhorar o desempenho em domínios como o armazenamento de energia, a optoelectrónica e a deteção, as nanopartículas de óxidos metálicos - como o dióxido de titânio (TiO_2), o óxido de zinco (ZnO) e o óxido de estanho (SnO_2) - são frequentemente integradas em dispositivos electrónicos. Por exemplo, devido às suas caraterísticas eléctricas e ópticas superiores, as nanopartículas de ZnO são frequentemente utilizadas em transístores de efeito de campo, células solares e díodos emissores de luz (LED)[61, 62]. Além disso, ao reforçar as suas qualidades isolantes e ao permitir operações a frequências mais elevadas, as nanopartículas cerâmicas podem melhorar o desempenho dos materiais dieléctricos, que são essenciais para a miniaturização dos circuitos electrónicos[63]. Além disso, as nanopartículas cerâmicas são catalisadores essenciais numa série de processos industriais, nomeadamente nos sectores químico e automóvel. Devido à sua elevada área superficial, durabilidade e capacidade de estimular processos químicos a temperaturas mais baixas, as nanopartículas de óxidos metálicos, como o óxido de cério (CeO_2) e o óxido de alumínio (AlO_3), são frequentemente utilizadas como catalisadores em reacções como a oxidação, a redução e a hidrogenação[64]. Ao promover a conversão de monóxido de carbono, hidrocarbonetos e óxidos de azoto em substâncias menos perigosas, como o dióxido de carbono e a água, as nanopartículas de CeO2 desempenham um papel crucial nos conversores catalíticos, que ajudam a reduzir as emissões nocivas dos gases de escape dos veículos[65]. Além disso, estas nanopartículas são utilizadas para aumentar as velocidades de reação e a seletividade dos produtos na síntese catalítica de medicamentos, biocombustíveis e produtos químicos finos[66]. Além disso, as nanopartículas cerâmicas são utilizadas em aplicações relacionadas com a energia, como baterias e células de combustível, em que a sua atividade catalítica melhora a eficácia do armazenamento e da conversão de energia. Por exemplo, as células solares sensibilizadas por corantes utilizam nanopartículas de dióxido de titânio (TiO_2) para melhorar a absorção da luz e a eficiência do transporte de electrões. Do mesmo modo, as células de combustível de óxido sólido (SOFC) utilizam nanopartículas de óxido de cério para aumentar a atividade electrocatalítica e aumentar a eficiência das células de combustível[67].

b. Classificação do tamanho e da forma:

As caraterísticas físicas, químicas e biológicas das nanopartículas são significativamente influenciadas pelo seu tamanho e forma. Os materiais comportam-se de forma muito diferente à nanoescala do que à escala real e, ajustando o tamanho, a forma e as caraterísticas da superfície das nanopartículas, estas propriedades podem ser controladas com precisão. A relação entre a área de superfície e o volume das nanopartículas aumenta com a diminuição do tamanho, resultando potencialmente numa melhor solubilidade, maior reatividade e interações alteradas com sistemas biológicos. Dado que o tamanho e a forma das nanopartículas podem afetar diretamente a sua farmacocinética, biodistribuição e absorção celular, isto é especialmente importante para aplicações na administração de medicamentos, diagnóstico e imagiologia[68, 69]. A capacidade de interação das nanopartículas com os sistemas biológicos é influenciada pelo seu tamanho de várias formas. Uma vez que podem atravessar mais facilmente as barreiras biológicas, incluindo as membranas celulares e a barreira hemato-encefálica, as nanopartículas com menos de 100 nm são perfeitas para a terapia genética e a administração de medicamentos específicos[70]. De acordo com estudos efectuados, a melhor gama de tamanhos para a absorção celular situa-se entre 10 e 100 nm. As partículas mais pequenas têm normalmente taxas de internalização mais elevadas, porque podem escapar ao sistema imunitário e acumular-se em tecidos específicos através de mecanismos de focalização passivos ou activos[71]. Além disso, o tempo de circulação das nanopartículas no organismo é influenciado pelo seu tamanho. Uma vez que as nanopartículas mais pequenas podem evitar a rápida depuração pelo sistema de fagócitos mononucleares (MPS), têm frequentemente uma duração de circulação mais longa[72]. As caraterísticas físicas e químicas das nanopartículas, como a sua área de superfície, a relação de aspeto e as interações com biomoléculas, são também grandemente influenciadas pela sua forma. As nanopartículas podem assumir uma variedade de morfologias, incluindo geometrias em forma de disco, esféricas, em forma de bastonete e até mais complexas. Cada forma pode conferir diferentes qualidades físicas. Por exemplo, como as nanopartículas em forma de bastonete podem interagir mais favoravelmente com as membranas celulares do que as nanopartículas esféricas, podem demonstrar uma absorção celular mais eficaz[73]. Além disso, a estabilidade, os padrões de agregação e a capacidade de desencadear reacções biológicas específicas, incluindo a morte ou a ativação imunológica, podem ser influenciados pela forma das nanopartículas[74]. O controlo da forma é uma ferramenta potente para otimizar a conceção de nanomateriais para aplicações de administração de fármacos, uma vez que foi demonstrado que o rácio de aspeto das nanopartículas - o rácio entre o comprimento e a largura - afecta a sua capacidade de interagir com os compartimentos intracelulares e atravessar as membranas celulares[75]. A forma como as nanopartículas interagem com a luz é também muito influenciada pelo seu tamanho e forma, o que é crucial nos domínios da imagiologia, deteção e terapia. A dimensão e a forma das nanopartículas têm um impacto significativo nas suas caraterísticas ópticas, que afectam a sua capacidade de absorção, dispersão e emissão de luz. Por exemplo, a ressonância plasmónica de superfície (SPR) das nanopartículas de ouro, que é sensível tanto à dimensão como à forma das partículas, resulta em caraterísticas ópticas distintas. O pico da SPR desloca-se com o aumento do tamanho das nanopartículas de ouro, o que tem impacto na forma como as partículas interagem com a luz e no seu potencial para utilização em aplicações terapêuticas e de imagiologia, como a terapia fototérmica[76, 77]. As nanopartículas de prata também apresentam caraterísticas ópticas dependentes do tamanho; as nanopartículas mais pequenas têm melhores qualidades de absorção e dispersão, o que as torna adequadas para utilização em diagnósticos e sensores[78].

c. Propriedades da superfície:

A reatividade, a estabilidade e as interações das nanopartículas com sistemas biológicos são significativamente influenciadas pelas suas caraterísticas de superfície, tais como a área de superfície, a carga e a funcionalização. Estas propriedades são cruciais para adaptar as nanopartículas a uma série de utilizações, incluindo imagiologia, administração de medicamentos e catálise. Devido à sua elevada relação área superficial/volume, as nanopartículas têm caraterísticas físicas e químicas especiais que as tornam mais reactivas do que os materiais a granel. A reatividade das nanopartículas é diretamente influenciada pela sua área de superfície; uma maior área de superfície resulta frequentemente em mais sítios activos disponíveis para reacções químicas ou interações com biomoléculas como o ADN, lípidos ou proteínas[79, 80]. Outro elemento importante que controla a estabilidade e as interações biológicas das nanopartículas é a carga superficial. Os grupos funcionais de superfície que estão afixados às nanopartículas determinam se estas têm uma carga líquida positiva ou negativa. Ao alterar a repulsão eletrostática entre as partículas e ao impedir a agregação, a carga das nanopartículas influencia a sua estabilidade coloidal em suspensão. Além disso, esta carga influencia a forma como as nanopartículas interagem com sistemas biológicos, como as membranas celulares. Por exemplo, a absorção celular é facilitada pela propensão das nanopartículas carregadas positivamente para interagirem mais facilmente com as membranas celulares carregadas negativamente[81, 82]. Por outro lado, as nanopartículas com carga negativa são frequentemente menos nocivas e apresentam menos interações não específicas com os tecidos e as células, o que as torna vantajosas para utilizações que exijam biocompatibilidade e baixos efeitos adversos[83, 84]. Uma tática crucial para ajustar as caraterísticas das nanopartículas de modo a produzir os comportamentos desejados é a funcionalização das suas superfícies com ligandos ou compostos específicos. A fim de melhorar a estabilidade, alterar a solubilidade ou permitir uma distribuição direcionada para células ou tecidos específicos, a funcionalização da superfície implica a fixação de biomoléculas, polímeros ou outros grupos químicos à superfície das nanopartículas. Por exemplo, as nanopartículas são frequentemente revestidas com polietilenoglicol (PEG), que ajuda a inibir a adsorção de proteínas e prolonga a circulação sanguínea, retardando assim a rápida eliminação pelo sistema imunitário[85, 86]. Além disso, a eficácia e a especificidade dos sistemas de administração de fármacos podem ser aumentadas através da funcionalização das nanopartículas com ligandos de orientação, tais como anticorpos, péptidos ou pequenas moléculas, que permitem a ligação selectiva a receptores nas células-alvo[87, 88]. Através da funcionalização da superfície, a reatividade das nanopartículas também pode ser ajustada para aumentar a sua atividade catalítica ou melhorar as suas interações com moléculas específicas em um ambiente biológico. As nanopartículas de ouro funcionalizadas com moléculas tioladas, por exemplo, exibem uma reatividade melhorada em relação a biomoléculas alvo e têm encontrado aplicação na administração de medicamentos, biossensores e diagnósticos[89]. Além disso, ao proteger as nanopartículas da oxidação, degradação ou agregação, a adição de grupos funcionais específicos pode aumentar a sua estabilidade. Este facto é especialmente importante na conceção de agentes terapêuticos ou de sistemas de administração de fármacos a longo prazo que têm de permanecer estáveis no organismo durante períodos de tempo prolongados[90].

3. Método de preparação:

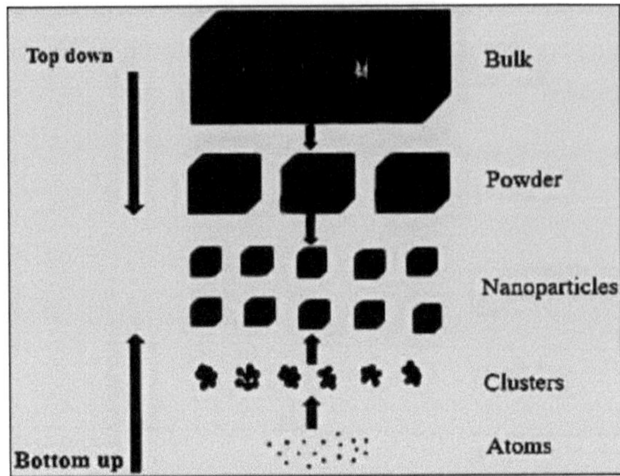

Figura. 1: Abordagens de baixo para cima e de cima para baixo à síntese de materiais

a. Abordagens Top - Down:

i. Fresagem mecânica:

Uma técnica popular para criar nanopartículas é a moagem mecânica, que utiliza forças mecânicas para reduzir materiais a granel em partículas minúsculas. O material é dividido em partículas mais finas pela energia mecânica criada quando os meios de moagem, normalmente bolas, colidem dentro de uma câmara de moagem. Metais, cerâmicas, polímeros e compósitos são apenas alguns dos materiais que podem ser maquinados utilizando esta técnica flexível. As principais vantagens deste método são a facilidade de utilização, a escalabilidade e a capacidade de gerar grandes quantidades de nanopartículas a um custo comparativamente baixo. Pode ser difícil regular o tamanho e a forma das nanopartículas criadas por moagem mecânica, sendo frequentemente necessário otimizar os parâmetros do processo, como a duração da moagem, a velocidade e o tipo de equipamento de moagem utilizado[91, 92]. As partículas quebram-se repetidamente e depois fundem-se sob impactos de alta energia, sendo este o principal processo que impulsiona a moagem mecânica. As partículas são expostas a fortes tensões mecânicas durante o processo de moagem, o que faz com que se deformem, fracturem e depois voltem a fundir-se como fragmentos mais pequenos, resultando, em última análise, na produção de nanopartículas. O tamanho das partículas é significativamente reduzido por este procedimento; a redução do tamanho depende da intensidade e do tempo de moagem e, normalmente, varia entre micrómetros e nanómetros[93]. As propriedades mecânicas e físicas do material podem ser afectadas pela capacidade da moagem mecânica para reduzir o tamanho, bem como para alterar a microestrutura do material através da introdução de falhas e do refinamento do grão[94]. Uma das principais vantagens da moagem mecânica é o facto de poder criar nanopartículas sem a utilização de produtos químicos ou solventes, o que a torna uma forma económica e ecologicamente responsável de sintetizar nanopartículas. Para aplicações em sectores como a remediação ambiental, onde os métodos sem químicos são amplamente preferidos, esta caraterística é muito importante. Uma vez que os meios de moagem podem introduzir contaminantes no resultado das nanopartículas, particularmente quando se moem materiais duros como metais ou cerâmicas, a moagem mecânica é frequentemente limitada pela possibilidade de contaminação[95]. Há uma série de variáveis que podem afetar o tamanho e a forma das partículas produzidas pela moagem mecânica. Por exemplo, devido às forças mecânicas mais fortes envolvidas, o aumento da duração ou da velocidade de moagem produz geralmente partículas de menor dimensão. No entanto, o excesso de moagem pode resultar na criação de nanopartículas de forma irregular ou na agregação de partículas. Para resolver estes problemas, os cientistas incorporam frequentemente tensioactivos ou agentes de controlo de processos (PCAs) no processo de moagem para estabilizar as nanopartículas e impedir a aglomeração de partículas[96, 97]. As nanopartículas de metais e ligas metálicas são muito bem produzidas por moagem mecânica. Tem sido amplamente utilizada, por exemplo, para criar nanopartículas de titânio, zinco, cobre e ouro, que são úteis no armazenamento de energia, na medicina e na catálise. Além disso, através da co-moagem de vários materiais em conjunto, a técnica pode ser modificada para produzir compósitos à base de nanopartículas, permitindo a produção de nanomateriais híbridos com caraterísticas específicas[98].

ii. Técnicas de litografia:

Um método fundamental no fabrico de semicondutores é a litografia, que permite criar padrões microscópicos em substratos como bolachas de silício para o fabrico de circuitos integrados (CI). Normalmente, são utilizadas fontes de luz ou outras fontes de radiação para transferir um padrão de uma fotomáscara para um substrato. As estruturas necessárias são depois formadas por gravação ou deposição. A microeletrónica moderna é possível graças à litografia, que é essencial para a miniaturização e a melhoria da funcionalidade dos dispositivos semicondutores, incluindo chips de memória, microprocessadores e sensores[99, 100]. Na fotolitografia convencional, uma substância fotossensível denominada fotorresistência é aplicada a um substrato e exposta à luz ultravioleta (UV). Dependendo do tipo de resistência utilizada, a luz expõe seletivamente certas partes do fotorresiste, que é subsequentemente revelado para remover as áreas expostas ou não expostas. Para os procedimentos subsequentes, como a gravação ou a deposição, que transferem o padrão para o material subjacente, o padrão deixado no fotorresiste actua como uma máscara. Utilizando a litografia de ultravioletas extremos (EUV), este método é frequentemente empregue para produzir dispositivos semicondutores com dimensões tão pequenas como cerca de 7 nm[101, 102]. O limite de difração da luz, que limita a dimensão mais pequena das caraterísticas que podem ser obtidas, é um dos principais inconvenientes da fotolitografia. A fotolitografia tradicional atingiu os seus limites à medida que os dispositivos semicondutores continuam a diminuir, levando ao desenvolvimento de técnicas litográficas sofisticadas que podem produzir padrões mais pequenos e mais complexos. Um desses desenvolvimentos é a litografia EUV, que produz elementos mais pequenos e mais precisos do que a litografia UV tradicional, utilizando luz com comprimentos de onda ligeiramente mais curtos (cerca de 13,5 nm). A fim de produzir dispositivos semicondutores da próxima geração com melhor desempenho e eficiência energética, a litografia EUV surgiu como um método crucial para o fabrico de dispositivos com dimensões de 5 nm e superiores a o[3, 104]. Para alargar ainda mais os limites da modelização à nanoescala, estão a ser investigados métodos litográficos alternativos para além da fotolitografia. A litografia por nanoimpressão (NIL) é um desses métodos que utiliza um molde rígido para imprimir diretamente um desenho à escala nanométrica numa película de polímero. Este método é económico para a produção em grande escala e proporciona uma resolução incrivelmente elevada, até alguns nanómetros. As aplicações que necessitam de uma modelização precisa e de elevado rendimento, como o fabrico de sensores, dispositivos de armazenamento de memória e dispositivos fotónicos, são muito promissoras para a NIL[105, 106]. Dado que a NIL é menos dispendiosa e pode modelizar à nanoescala com menor complexidade, poderá complementar ou mesmo substituir a fotolitografia normal em algumas aplicações. A litografia por feixe de electrões (e-beam) é outro método potencial que grava diretamente padrões numa superfície revestida com uma resistência sensível aos electrões utilizando feixes de electrões concentrados. A litografia por feixe de electrões é sobretudo utilizada na investigação de dispositivos semicondutores, na criação de protótipos e no fabrico de pequenos volumes, uma vez que pode criar padrões incrivelmente pequenos, até alguns nanómetros. No entanto, é menos adequada para o fabrico em grande escala devido ao seu fraco rendimento e velocidade comparativamente lenta. No entanto, a litografia por feixe eletrónico tem-se mostrado promissora na criação de máscaras e nanoestruturas únicas para utilização em fotónica, nanofotónica e computadores quânticos[107, 108]. Outro método de ponta para criar padrões numa resistência é a litografia de raios X, que utiliza raios X em vez de luz visível. Dado que os raios X podem resolver pormenores mais finos e têm comprimentos de onda mais curtos do que a fotolitografia normal, a litografia de raios X permite uma maior resolução. Foram investigadas aplicações deste método no fabrico de sistemas micro-electromecânicos (MEMS) e de semicondutores. No entanto, a sua ampla utilização no fabrico em grande escala tem sido limitada pelo elevado custo das fontes de raios X e pela complexidade do procedimento[109]. A seleção do processo litográfico é influenciada por uma série de variáveis, como a resolução necessária, o rendimento e o tipo de materiais utilizados. As técnicas alternativas, como a litografia NIL e a litografia por feixe eletrónico, estão a tornar-se mais importantes à medida que aumenta a necessidade de dispositivos mais pequenos e mais complicados, embora a fotolitografia continue a ser a tecnologia mais comum utilizada no fabrico de semicondutores. A produção de dispositivos semicondutores com caraterísticas cada vez mais finas e uma funcionalidade melhorada é possível graças ao avanço contínuo de processos litográficos inovadores, que ultrapassam os limites da miniaturização[110, 111].

iii. Métodos de gravura:

Para produzir nanoestruturas ou padrões específicos, a gravação é um passo crucial no processo de nanofabricação que implica a remoção de material de um substrato. Em indústrias como a produção de semicondutores, microeletrónica, fotónica e outras que exigem uma precisão extrema à nanoescala, este método é crucial para a criação de desenhos complexos. A gravura pode ser dividida em dois tipos principais: gravura húmida e gravura seca. A gravação é normalmente efectuada após a definição de um padrão num substrato utilizando técnicas de litografia. Embora utilizem mecanismos de remoção diferentes, ambas as técnicas têm aplicações comparáveis na criação de nanoestruturas[112, 113].

Gravura húmida

A gravação por via húmida é o processo de remoção de material de um substrato através da utilização de produtos químicos líquidos, muitas vezes conhecidos como agentes de gravação. Embora esta técnica seja razoavelmente fácil e económica, pode produzir um ataque isotrópico, que é a remoção homogénea de material em todas as direcções. Isto pode ser útil em algumas situações, mas na nanofabricação, onde é necessário um ataque preciso e anisotrópico para produzir estruturas bem definidas, é frequentemente indesejável. Os metais, o silício e certos óxidos são frequentemente gravados por via húmida etching. O substrato é normalmente submerso numa solução química de corrosão, que reage com o material para dissolver apenas as áreas expostas[114, 115]. As principais vantagens da corrosão húmida são a facilidade de utilização e o elevado rendimento, que a tornam adequada para a produção em massa de dispositivos semicondutores. No entanto, é limitada, especialmente no que respeita à resolução de padrões delicados. Os procedimentos de gravação por via húmida são combinados com técnicas sofisticadas, como a planarização químico-mecânica (CMP), para aumentar a seletividade e a precisão, melhorando simultaneamente a qualidade da superfície e a exatidão dos padrões[116].

Gravura a seco

Por outro lado, a gravação a seco pode criar perfis de gravação extremamente anisotrópicos e utiliza gases ou plasmas para gravar materiais. Os gases reactivos são injectados numa câmara de vácuo durante o processo de gravação a seco, onde interagem com a superfície do material, quer química quer fisicamente. A gravação iónica reactiva (RIE) e a gravação por plasma são as duas principais categorias de métodos de gravação a seco[117]. A utilização de gases como o oxigénio, o cloro ou o flúor para criar um campo de plasma que interage com o material e grava a superfície é conhecida como gravação por plasma. Os metais, os dieléctricos e os semicondutores estão entre os muitos materiais que podem ser gravados utilizando a gravação por plasma, que também oferece um maior controlo sobre a taxa de gravação. Mas se não for ajustado para aplicações de alta precisão, pode levar a alguma isotropia de gravação[118]. Um tipo mais sofisticado de gravação a seco, designado por gravação iónica reactiva (RIE), combina o bombardeamento físico de iões com a reatividade química do plasma. Ao utilizar um poderoso campo elétrico para acelerar os iões na direção do substrato, a RIE cria padrões altamente anisotrópicos através de um processo de gravação mais dirigido. Uma vez que pode atingir uma alta resolução e é frequentemente utilizada para fabricar nanoestruturas finas, a RIE é perfeita para utilização na produção de semicondutores, dispositivos MEMS e nanofotónica[119, 120]. Este método é essencial para a produção de microeletrónica sofisticada com caraterísticas à escala nanométrica, uma vez que permite um controlo exato da profundidade do ataque e da integridade do padrão.

Gravação em camada atómica (ALE)

Um método sofisticado de gravura denominado Gravura em Camada Atómica (ALE) permite remover material com precisão, camada a camada. O processo em duas fases que está na base da ALE envolve primeiro a exposição do material a um precursor que interage com a superfície e depois a remoção do material reagido. Este método é especialmente útil para produzir nanoestruturas extremamente homogéneas com uma rugosidade superficial reduzida, uma vez que permite um controlo ao nível atómico do processo de gravação. A utilização da ALE na produção de semicondutores e nanodispositivos que necessitam de uma precisão ultrafina está a aumentar[121].

Aplicações e desafios no fabrico de nanoestruturas

A criação de nanoestruturas para uma variedade de utilizações, tais como a criação de dispositivos de memória de alta densidade, pontos quânticos e cristais fotónicos, requer a utilização de técnicas de gravura, particularmente técnicas de gravura a seco como a RIE e a ALE. Na produção de circuitos integrados, em que são necessárias caraterísticas à nanoescala para satisfazer os requisitos da Lei de Moore, estes métodos são também essenciais. A precisão e o controlo proporcionados por técnicas de gravura sofisticadas são essenciais para garantir o desempenho e a fiabilidade destes dispositivos à nanoescala, à medida que as dimensões das caraterísticas continuam a diminuir[122]. No entanto, apesar dos seus benefícios, o escalonamento da gravação a seco e da ALE para o fabrico em massa continua a apresentar dificuldades. Para que estas abordagens sejam incorporadas com êxito nos processos de produção comercial, é necessário resolver problemas como a consistência do processo, a seletividade e o efeito da corrosão nas propriedades do material subjacente. Os principais problemas do condicionamento à escala nanométrica incluem a preservação específica da fidelidade dos padrões a escalas cada vez menores e a prevenção de danos não intencionais em nanoestruturas frágeis[123].

b. Abordagens de baixo para cima:

i. Deposição química de vapor (CVD):

Um método popular para aplicar camadas finas de material em substratos é a deposição química de vapor, ou CVD. Para criar uma substância sólida que é depositada na superfície de um substrato, os precursores gasosos têm de sofrer uma reação química. No fabrico de semicondutores, revestimentos, células solares e outros nanomateriais, a CVD é essencial para a criação de películas finas. Numerosos materiais, tais como metais, semicondutores, cerâmicas e polímeros, podem ser depositados utilizando este método extremamente flexível em substratos que vão desde bolachas de silício a vidro e metais[124, 125].

Visão geral do processo

Na CVD, o substrato é colocado numa câmara de reação com um ou mais precursores gasosos. A uma determinada temperatura e pressão, estes gases precursores são normalmente introduzidos na câmara, onde sofrem uma reação química que resulta frequentemente na redução ou decomposição dos gases. Depois disso, uma pequena camada do produto sólido condensa-se no substrato. Dependendo do material que está a ser depositado e do tipo de precursores utilizados, o processo pode ocorrer a baixas temperaturas (temperatura ambiente) ou a altas temperaturas (várias centenas de graus Celsius)[126]. Devido ao elevado grau de controlo do processo de CVD, podem ser depositadas películas finas com espessuras exactas, homogeneidade e caraterísticas adequadas a utilizações específicas. A capacidade da CVD para criar películas com uma conformação excecional, ou seja, a capacidade de cobrir uniformemente estruturas intrincadas ou tridimensionais, é uma das suas principais vantagens. Por este motivo, a CVD é especialmente útil em processos como a produção de semicondutores, em que é essencial um controlo exato da espessura e da homogeneidade do revestimento[127].

Tipos de deposição química de vapor

Dependendo da utilização pretendida, cada uma das várias versões CVD tem vantagens únicas.

1. Deposição de vapor químico a baixa pressão (LPCVD):

A homogeneidade das películas depositadas é reforçada pela baixa pressão utilizada na LPCVD, que é normalmente inferior à pressão atmosférica. Materiais como o polissilício, o dióxido de silício e o nitreto de silício são frequentemente depositados por LPCVD na produção de semicondutores. Devido à sua excecional cobertura por fases e às suas rápidas taxas de deposição, é adequada para a criação de películas finas para dispositivos electrónicos de elevado desempenho[128, 129].

2. Deposição de vapor químico à pressão atmosférica (APCVD):

A APCVD funciona à pressão atmosférica, ao contrário da LPCVD. Embora produza frequentemente taxas de deposição mais baixas e menor homogeneidade do que a LPCVD, esta tecnologia é mais fácil de utilizar e mais económica. As aplicações de revestimento em grande escala e a deposição de películas como o óxido de silício em células solares são duas das principais utilizações da APCVD[130].

3. Deposição de vapor químico metal-orgânico (MOCVD):

Um tipo de CVD denominado MOCVD utiliza precursores metal-orgânicos, que têm frequentemente átomos de metal ligados a grupos orgânicos. Com esta técnica, são frequentemente depositadas películas finas de elevada qualidade para utilizações que incluem o crescimento de semicondutores compostos (por exemplo, nitreto de gálio e fosforeto de índio) em díodos emissores de luz (LED), lasers e células solares. A MOCVD pode criar películas com uma qualidade cristalina superior e permite um controlo exato da composição do material[131].

4. Deposição de vapor químico enriquecido com plasma (PECVD):

Ao contrário das técnicas convencionais de CVD, a PECVD utiliza plasma para acelerar a interação química entre os precursores gasosos, permitindo que a deposição se realize a temperaturas mais baixas. A deposição de películas finas para utilização em dispositivos semicondutores, células solares e dispositivos MEMS é uma utilização comum da PECVD. A PECVD é particularmente útil para materiais que normalmente seriam danificados por métodos de deposição a alta temperatura, uma vez que pode produzir películas a baixas temperaturas[132].

Aplicações de CVD em nanotecnologia

Na criação de nanoestruturas e nanomateriais, a CVD é essencial. O método é utilizado para depositar películas finas e de espessura controlada de materiais de elevada pureza, o que o torna adequado para uma série de aplicações nanotecnológicas, incluindo a produção de pontos quânticos, nanofios e nanotubos. Os nanotubos de carbono (CNT), por exemplo, são frequentemente sintetizados por CVD e são utilizados no armazenamento de energia, em tecnologias de deteção e na nanoelectrónica. O grafeno e outros materiais bidimensionais, que são partes essenciais da eletrónica e da fotónica da próxima geração, são também cultivados utilizando esta abordagem[133, 134] Além disso, a CVD é necessária para a deposição de películas finas para circuitos integrados, dispositivos de memória e transístores, entre outros dispositivos semicondutores. O fabrico de eletrónica de alto desempenho que satisfaça os requisitos das tecnologias de ponta, incluindo as encontradas nos sistemas de comunicação 5G, na inteligência artificial e na computação quântica, depende da capacidade de depositar películas com espessura e homogeneidade exactas à nanoescala[135].

Desafios e direcções futuras

Apesar de ser um método crucial na nanotecnologia, a CVD tem alguns inconvenientes. A deterioração dos materiais pode resultar das elevadas temperaturas e pressões frequentemente necessárias para a deposição, em especial no caso de substratos sensíveis à temperatura. Além disso, o processo pode tornar-se mais complexo e dispendioso devido à seleção dos gases precursores e à exigência de materiais de elevada pureza. Ao criar novos precursores, aperfeiçoar as condições de deposição e melhorar a escalabilidade e eficácia dos processos CVD, a investigação em curso procura ultrapassar estas questões[136]. A criação de nanomateriais cada vez mais complexos e úteis será possível graças ao aperfeiçoamento contínuo da CVD. Prevê-se que o crescimento das aplicações nanotecnológicas em todas as indústrias, incluindo a eletrónica, a energia e os cuidados de saúde, seja impulsionado por inovações como a utilização de precursores alternativos, melhorias na conceção dos reactores e a integração da CVD com outras técnicas de nanofabricação, como a deposição de camadas atómicas (ALD) e a epitaxia por feixe molecular (MBE)[137].

ii. Síntese Sol-Gel:

Um método químico flexível e popular para criar nanopartículas e materiais nanoestruturados é a síntese sol-gel. Através de processos químicos, normalmente em circunstâncias controladas, uma solução líquida (o sol) é transformada numa fase sólida de gel neste procedimento. Para aplicações em áreas como a ciência dos materiais, a nanotecnologia e a ótica, a abordagem sol-gel é preferida devido à sua facilidade de utilização, acessibilidade e capacidade de criar materiais com um controlo preciso da composição e da estrutura[138, 139]

Visão geral do processo

A primeira etapa do processo sol-gel consiste na produção de uma solução precursora, que normalmente consiste em sais ou alcóxidos metálicos dissolvidos num solvente como a água ou o álcool. Um sol, ou suspensão coloidal de partículas na fase líquida, é criado quando estes precursores passam por processos de hidrólise e condensação. É criada uma rede de gel quando estas partículas se combinam e polimerizam ao longo do tempo. Depois disso, o gel é seco e aquecido para criar uma substância sólida, que, dependendo da aplicação, está frequentemente na forma de filmes finos ou nanopartículas[140, 141]. A capacidade da síntese sol-gel para produzir materiais com excelente pureza e homogeneidade é uma das suas principais vantagens. Os precursores podem ser misturados de forma muito próxima, uma vez que o processo é realizado em solução, o que permite um maior controlo da composição química do produto final. Além disso, pode ser sintetizada uma vasta gama de materiais, como óxidos metálicos, cerâmicas e compósitos, utilizando processos sol-gel[142].

Mecanismos de síntese Sol-Gel

A condensação e a hidrólise são as reacções químicas básicas que impulsionam a transformação sol-gel. Os grupos hidroxilo (-OH), que são essenciais para outras ligações, são formados nos centros metálicos como resultado da reação entre as moléculas precursoras e as moléculas de água durante a hidrólise. Durante o processo de condensação, é criada uma estrutura de rede tridimensional quando os grupos hidroxilo reagem entre si para libertar álcool ou água e formar ligações metal-oxigénio que ligam os iões metálicos[143]. A produção de um sol é normalmente o primeiro passo na transição de sol para gel. Segue-se a fase de gelificação, durante a qual as partículas se desenvolvem e formam uma rede, e, por último, o envelhecimento, que permite uma maior polimerização e densificação da rede. Para criar a estrutura de nanopartículas necessária, o gel pode ser subsequentemente seco e aquecido[144].

Síntese Sol-Gel de Nanopartículas

A produção de nanopartículas é uma das principais utilizações da síntese sol-gel. O processo sol-gel é uma forma perfeita de criar nanopartículas com determinadas propriedades, uma vez que permite o controlo exato do tamanho, distribuição e forma das partículas. A nucleação e o crescimento das nanopartículas podem ser controlados por factores variáveis, incluindo a temperatura, o pH, o tipo de solvente e a concentração de precursores, que têm um impacto direto no tamanho e nas caraterísticas da superfície das partículas[145]. Por exemplo, as nanopartículas de óxidos metálicos como a titânia (TiO_2), a sílica (SiO_2) e a zircónia (ZrO_2) podem ser criadas utilizando a técnica sol-gel. Estas nanopartículas são utilizadas na administração de medicamentos, fotocatálise, deteção e catálise. Uma das principais vantagens da utilização da síntese sol-gel para criar nanopartículas funcionais é a capacidade de regular a estequiometria e o tamanho das partículas à escala nanométrica. Alterando as condições de síntese, as caraterísticas finais das nanopartículas, incluindo os seus comportamentos ótico, elétrico e catalítico, podem ser personalizadas[146].

Aplicações de nanopartículas Sol-Gel

Devido às suas qualidades especiais, as nanopartículas sintetizadas por sol-gel oferecem uma variedade de utilizações. Devido à sua elevada área superficial e atividade catalítica, as nanopartículas de óxidos metálicos, como o ZrO_2 e o TiO_2, são frequentemente utilizadas em catálise. Este facto torna-as perfeitas para processos como a hidrogenação, a oxidação e a remediação ambiental[147]. Devido à sua grande área de superfície, que proporciona mais locais de reação, estas nanopartículas têm melhores qualidades catalíticas do que os materiais a granel. A capacidade das nanopartículas derivadas do sol-gel para encapsular e libertar ingredientes farmacêuticos activos (API) de forma regulada foi investigada no contexto da administração de medicamentos. A biocompatibilidade das nanopartículas de sol-gel e as suas caraterísticas de superfície ajustáveis tornam-nas adequadas para utilização em agentes terapêuticos, sistemas de libertação de fármacos direcionados e diagnóstico por imagem, entre outras aplicações médicas[148, 14]9. As nanopartículas de sol-gel são também utilizadas na criação de materiais ópticos, incluindo revestimentos para sistemas fotovoltaicos, sensores e lentes. Os métodos sol-gel permitem criar materiais com qualidades ópticas especiais, como a fotoluminescência, que são cruciais para aplicações como lasers, células solares e dispositivos emissores de luz, regulando o tamanho e a estrutura das nanopartículas[150].

Desafios e direcções futuras

Embora a síntese sol-gel tenha várias vantagens para a produção de nanopartículas, existem ainda algumas dificuldades. A propensão das nanopartículas para se agregarem, o que pode levar a grandes distribuições de tamanho de partículas e a um fraco desempenho do material, é um dos principais inconvenientes do método sol-gel. Ao alterar a química da superfície das nanopartículas ou ao empregar estabilizadores e tensioactivos durante a síntese, os investigadores estão constantemente a criar estratégias para evitar a aglomeração[151]. A dificuldade de aumentar a escala da técnica sol-gel para uma produção industrial em grande escala é outro obstáculo. Embora as técnicas sol-gel funcionem bem para a síntese em laboratório, continua a ser difícil manter a consistência e a reprodutibilidade em escalas maiores. O objetivo de estudos futuros é aumentar a escalabilidade dos procedimentos sol-gel sem sacrificar as caraterísticas superiores dos materiais à nanoescala[152]. A fim de melhorar as qualidades do produto final, os nanomateriais híbridos que misturam nanopartículas derivadas de sol-gel com outros nanomateriais, como nanotubos de carbono, grafeno ou polímeros, estão também a ganhar popularidade. Estes materiais híbridos podem criar novas oportunidades em domínios como as aplicações ambientais, os sensores e o armazenamento de energia[153].

iii. Métodos Hidrotermais e Solvotérmicos:

Como podem gerir o tamanho, a forma e a composição das partículas a altas temperaturas e pressões, os procedimentos hidrotérmicos e solvotérmicos são populares para criar nanopartículas. Estas técnicas criam nanopartículas extremamente cristalinas com forma regulada através da utilização de água. Na criação de nanomateriais complexos para aplicações como o armazenamento de energia e a catálise, ambos os métodos são especialmente vantajosos[154, 155].

Síntese Hidrotermal

Uma vez que diferentes sais e precursores metálicos são altamente solúveis em água, o método hidrotérmico utiliza a água como solvente a temperaturas elevadas seladas (normalmente entre 100°C e 500°C) e pressões (até à dissolução dos reagentes e à formação de nanopartículas através da nucleação, tais como óxidos metálicos, sulfuretos e hidróxidos)[156, 157] A capacidade de regular com precisão a temperatura, a pressão e o tempo de reação para controlar o tamanho e a cristalinidade das nanopartículas é uma das principais vantagens da abordagem hidrotérmica. Para além de ajudar na dissolução dos precursores, a função do solvente no processo hidrotérmico afecta a estabilidade do desenvolvimento das nanopartículas e o ritmo da nucleação. Os investigadores podem produzir nanopartículas com determinadas morfologias, tais como nanobastões, nanotubos e nanoesferas, variando estes parâmetros. Estas morfologias são essenciais para utilizações na administração de medicamentos, armazenamento de energia e catálise[158, 159] O processo hidrotérmico pode ser utilizado para criar materiais complexos com caraterísticas únicas, para além de regular o tamanho e a forma das nanopartículas. Por exemplo, as nanopartículas de óxidos metálicos, como o TiO_2, o ZnO e o FeO_4, bem como os nanomateriais à base de carbono, como os nanotubos de carbono (CNT) e o óxido de grafeno, são criados por síntese hidrotérmica. Estes materiais são adequados para utilização em sensores, baterias e remediação ambiental devido às suas qualidades fotocatalíticas, magnéticas e electroquímicas melhoradas[160, 161].

Síntese Solvotérmica

Semelhante à síntese hidrotérmica, a abordagem solvotérmica substitui a água por solventes orgânicos, como éteres, glicóis ou álcoois. A polaridade, solubilidades e reatividade variáveis destes solventes permitem uma maior variedade de reacções químicas. Os materiais que são instáveis ou pouco solúveis em água são frequentemente sintetizados por síntese solvotérmica. Os procedimentos solvotérmicos também podem produzir nanopartículas com composições e arquitecturas distintas que podem não ser possíveis apenas com técnicas hidrotérmicas, empregando solventes orgânicos[162, 163]. O tamanho, a forma e a cristalinidade da nanopartícula são grandemente influenciados pelo solvente utilizado na síntese solvotérmica. A produção de nanopartículas bem definidas, incluindo estruturas ocas, nanofios e nanofolhas, pode ser facilitada por solventes orgânicos. Além disso, uma vasta gama de precursores, incluindo complexos orgânicos metálicos, sais inorgânicos e até compostos organometálicos, pode ser utilizada no processo solvotérmico. Por este motivo, é uma técnica desejável para a criação de nanomateriais complicados, como materiais compósitos, nanopartículas semicondutoras e nanopartículas core-shell[164]. Os métodos solvotérmicos são especialmente úteis para a criação de nanopartículas para aplicações optoelectrónicas, magnéticas e catalíticas. Por exemplo, as nanopartículas semicondutoras, como o CdS, o CuO e o TiO_2, que possuem caraterísticas ópticas e eléctricas especiais adequadas para utilização em células solares, díodos emissores de luz (LED) e fotocatálise, são frequentemente criadas utilizando técnicas solvotérmicas[165, 166]. Além disso, as nanopartículas de liga e os materiais híbridos que misturam componentes orgânicos e inorgânicos podem ser preparados utilizando técnicas solvotérmicas, melhorando o desempenho global dos materiais em aplicações energéticas e ambientais[167].

Factores-chave que influenciam a formação de nanopartículas:

Tanto as técnicas solvotérmicas como as hidrotérmicas dependem de uma série de factores cruciais que afectam a produção de nanopartículas:

1. **Temperatura e pressão:** Ambas as técnicas utilizam temperaturas e pressões elevadas, que aumentam a reatividade dos precursores, aceleram a nucleação e permitem a formação de nanopartículas distintas. A obtenção de materiais

cristalinos com tamanho e forma regulados requer estes elementos. É possível criar nanopartículas com caraterísticas específicas, incluindo cristalinidade homogénea e distribuições de tamanho estreitas, ajustando com precisão a temperatura e a pressão[168].

2. **Tempo de reação:** Outro elemento importante que influencia o tamanho e o calibre das nanopartículas é o tempo de reação. Enquanto os tempos de reação mais curtos podem produzir partículas mais pequenas ou uma nucleação incompleta, os tempos de reação mais longos podem promover a formação de nanopartículas maiores. Consequentemente, a fim de obter o tamanho e a forma adequados das partículas para aplicações específicas, a otimização do tempo de reação é crucial[169].
3. **Solvente e Precursores:** A composição química das nanopartículas é determinada pelos precursores da reação e pelo solvente (água ou solvente orgânico). O tamanho, a forma e a morfologia das nanopartículas são afectados pela solubilidade e reatividade dos sais metálicos ou outros precursores, que são influenciados por vários solventes. Pode ser sintetizada uma maior variedade de materiais graças à maior flexibilidade na seleção de precursores proporcionada pelas técnicas solvotérmicas em particular[170].
4. **Concentração de Reagentes:** O tamanho das nanopartículas e o ritmo da nucleação são diretamente afectados pela concentração do reagente. Enquanto que as concentrações mais baixas favorecem uma nucleação mais lenta e o desenvolvimento de partículas maiores, as concentrações mais elevadas encorajam frequentemente uma nucleação mais rápida e a formação de partículas mais pequenas. A obtenção do tamanho e homogeneidade adequados das nanopartículas requer um controlo cuidadoso da concentração do precursor[171].
5. **Aplicações de Nanopartículas Hidrotermais e Solvotérmicas:**

Devido às suas caraterísticas mecânicas, químicas e físicas distintas, as nanopartículas produzidas por técnicas hidrotérmicas e solvotérmicas oferecem uma vasta gama de utilizações. Estas consistem em:

1. **Catálise:** Sintetizadas através de técnicas hidrotérmicas e solvotérmicas, as nanopartículas de óxidos metálicos, incluindo TiO_2, ZnO e FeO_4, são frequentemente utilizadas como catalisadores numa variedade de reacções

químicas, tais como processos de oxidação, redução e hidrogenação. A grande área superficial e as caraterísticas ajustáveis destas nanopartículas tornam-nas ideais para a conversão de energia, a limpeza ambiental e a catálise heterogénea[172].

2. **Armazenamento e conversão de energia:** As nanopartículas para dispositivos de armazenamento de energia, incluindo células de combustível, supercapacitores e baterias de iões de lítio, são sintetizadas utilizando técnicas solvotérmicas e hidrotérmicas. Estas técnicas foram utilizadas para criar nanopartículas de óxidos metálicos, como MnO2, CoO4 e NiO, que demonstraram caraterísticas electroquímicas promissoras, como elevada capacitância e estabilidade do ciclo, que são cruciais para melhorar a eficiência dos dispositivos de armazenamento de energia[173].
3. **Aplicações ambientais:** Estas técnicas também são utilizadas para criar nanopartículas, que são usadas em processos de remediação ambiental, como a remoção de contaminantes e a purificação da água. Por exemplo, as nanopartículas fotocatalíticas produzidas por via hidrotérmica ou solvotérmica, como o TiO2 e o ZnO , são perfeitas para o tratamento de águas residuais e para aplicações de limpeza ambiental, porque degradam eficazmente os contaminantes orgânicos quando expostos à luz UV[174].
4. **Aplicações biomédicas:** As nanopartículas produzidas por técnicas hidrotérmicas e solvotérmicas são muito promissoras para a administração de medicamentos, a imagiologia e as aplicações de deteção. A funcionalização das nanopartículas para administração de fármacos, diagnóstico e aplicações terapêuticas específicas é possível graças ao controlo do tamanho, forma e caraterísticas da superfície das partículas[175, 176].

iv. Técnicas de auto-montagem:

Quando as moléculas se organizam espontaneamente em configurações ordenadas através de interações não covalentes, tais como ligações de hidrogénio, forças de van der Waals, contactos iónicos e efeitos hidrofóbicos, este processo é conhecido como auto-montagem. Este fenómeno é essencial para aplicações sintéticas como a ciência dos materiais e a nanotecnologia, bem como para sistemas naturais como o ADN e as proteínas. Numa variedade de domínios, desde a administração de medicamentos à química supramolecular, estas interações impulsionam a criação de conjuntos estáveis mas dinâmicos que são essenciais para estabelecer sistemas ordenados[161, 162]

Mecanismos de auto-montagem

Forças intermoleculares reversíveis e fracas controlam a auto-montagem:

- **Ligação de hidrogénio:** Estruturas como a dupla hélice do ADN e as estruturas secundárias das proteínas são estabilizadas e o reconhecimento molecular é facilitado por este contacto direcionado e orientado[163].
- **Interações** electrostáticasEstas são essenciais para que as moléculas iónicas e carregadas se auto-organizem, como se vê nas micelas de surfactantes e nos complexos polielectrólitos[161].
- **Efeitos hidrofóbicos:** As micelas, vesículas e bicamadas lipídicas, todos componentes essenciais das membranas celulares e dos transportadores de fármacos, formam-se quando as moléculas anfifílicas se agrupam em condições aquosas para reduzir o contacto com a água[164].
- **Empilhamento π-π:** A conceção de nanoestruturas auto-montadas para fins eléctricos e optoelectrónicos é possível graças ao empilhamento de sistemas aromáticos através de interações de nuvens de electrões[165].

  A base termodinâmica da auto-montagem garante que os sistemas se orientam para estados de energia livre mais baixos. Quer se trate de sistemas naturais ou artificiais, esta caraterística inerente permite a estabilidade e a reprodutibilidade das configurações resultantes[162].

Tipos de auto-montagem

Auto-montagem estática

Diz-se que as estruturas que mantêm a sua estabilidade após a formação apresentam uma auto-montagem estática. As bicamadas lipídicas, os polímeros supramoleculares e os cristais moleculares são exemplos bem conhecidos. Estes sistemas são amplamente utilizados na produção de revestimentos funcionais, nanomateriais e formulações medicinais[161, 163].

Auto-montagem dinâmica

Os sistemas reversíveis que reagem a estímulos externos fazem parte da auto-montagem dinâmica. Os exemplos incluem a criação de vesículas em moléculas anfifílicas e micelas em soluções de surfactantes. Nos materiais biossensoriais e adaptativos, estas estruturas são essenciais para os sistemas reactivos[164, 165].

Aplicações da auto-montagem

Nanotecnologia

Os materiais à escala nanométrica, incluindo as nanopartículas, os pontos quânticos e os nanofios, podem ser criados através da auto-montagem. Devido à sua escalabilidade e qualidades controláveis, estes materiais são amplamente utilizados em eletrónica, fotónica e catálise[161].

Sistemas de administração de medicamentos

Para aumentar a solubilidade, a biodisponibilidade e a administração direcionada, utilizam-se lipossomas, dendrímeros e micelas automontados como veículos de administração de medicamentos. Estes sistemas oferecem uma estrutura flexível para aplicações terapêuticas[163].

Biomimética e Engenharia de Tecidos

Os sistemas biomiméticos imitam estruturas naturais, como a matriz extracelular, utilizando a auto-montagem. Os andaimes e os hidrogéis de péptidos auto-montados promovem a regeneração dos tecidos e oferecem plataformas de crescimento para as células[164].

Química supramolecular

O desenvolvimento de sistemas reactivos e adaptativos baseia-se nos conceitos de auto-montagem. A eletrónica molecular, a deteção química e a criação de materiais inteligentes são alguns exemplos de aplicações neste domínio[165].

Avanços nas técnicas de auto-montagem

A utilização de estímulos externos, como a luz, a temperatura e o pH, para regular a estrutura dos sistemas moleculares é um desenvolvimento recente na auto-montagem. Ao proporcionarem exatidão e versatilidade, estes sistemas sensíveis a estímulos aumentam as potenciais aplicações da automontagem na administração controlada de medicamentos e no desenvolvimento de materiais inteligentes[161, 165].

4. Técnicas de caraterização:

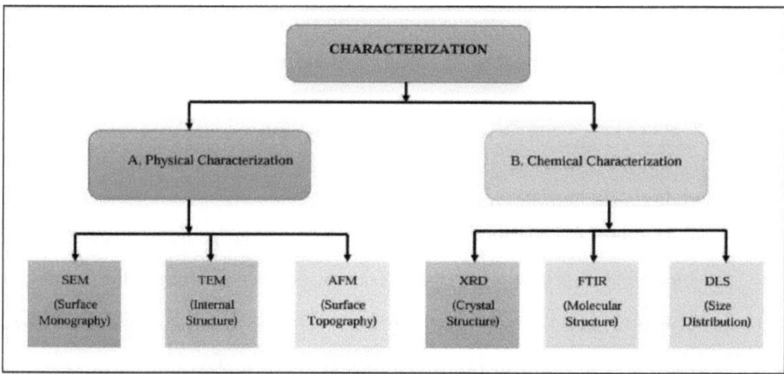

Figura. 2: Representação esquemática das técnicas de caraterização

a. Caracterização física:

i. Microscopia eletrónica de varrimento:

Um método analítico eficaz que é frequentemente utilizado para examinar o aspeto da superfície e as propriedades estruturais das nanopartículas é a microscopia eletrónica de varrimento (SEM). A sua versatilidade e capacidade de produzir imagens de alta resolução tornaram-na uma ferramenta vital na ciência dos materiais, na investigação medicinal e na nanotecnologia. O método cria mapas topográficos detalhados com base nas interações eletrão-amostra, movendo um feixe de electrões concentrado através da superfície de uma amostra.

Princípios da Microscopia Eletrónica de Varrimento

O SEM funciona através da aplicação de um feixe de electrões concentrado na superfície da amostra. Os electrões secundários, os electrões retrodifundidos e os raios X distintos são libertados como resultado das interações primárias e são detectados para criar uma imagem. Enquanto os electrões retrodifundidos oferecem contraste com base nas diferenças de número atómico do material, os electrões secundários são os principais responsáveis pela obtenção de imagens de alta resolução da morfologia da superfície[167] O MEV depende de um ambiente de vácuo para atingir uma resolução à nanoescala, garantindo que os feixes de electrões interagem adequadamente com a amostra. Nanopartículas tão pequenas como alguns nanómetros podem ser observadas em pormenor graças à gama de ampliação que pode atingir 100 000x ou mais[168].

Aplicações na caraterização de nanopartículas

Morfologia da superfície

A MEV é amplamente utilizada para investigar o tamanho, a forma e a textura das superfícies das nanopartículas. Para aplicações no domínio da administração de medicamentos e da catálise, oferece uma visão abrangente das imperfeições da superfície, da porosidade e da agregação de partículas[166, 169]

Distribuição do tamanho das partículas

As dimensões das nanopartículas podem ser medidas diretamente graças às imagens SEM. Estas fotografias podem ser processadas por ferramentas de software sofisticadas para produzir dados sobre a distribuição do tamanho das partículas, que é essencial para a funcionalidade e o desempenho dos materiais[170].

Análise da composição

Quando utilizado em conjunto com a espetroscopia de raios X por dispersão de energia (EDS), o SEM pode também fornecer dados semi-quantitativos e qualitativos sobre a composição elementar das nanopartículas, apoiando a verificação da homogeneidade e pureza do material[167].

Aplicações em sistemas de administração de medicamentos

A MEV é utilizada nas ciências farmacêuticas para examinar transportadores de nanopartículas, incluindo nanopartículas poliméricas e lipossomas. Garante que as caraterísticas da superfície, como a homogeneidade e a rugosidade das partículas, satisfazem os requisitos necessários para uma administração eficaz de medicamentos[169, 170].

Vantagens e limitações

A elevada resolução espacial, a facilidade de preparação de amostras e a compatibilidade com uma variedade de materiais são apenas algumas das vantagens oferecidas pelo SEM. Para materiais não condutores, o método requer a utilização de amostras condutoras ou um revestimento de superfície com metais como o ouro ou a platina. Além disso, uma vez que o MEV se concentra sobretudo na morfologia da superfície, tem uma capacidade limitada para investigar as propriedades do material [166, 168].

Tendências emergentes

Desenvolvimentos recentes na tecnologia SEM, como o SEM ambiental (ESEM) e a imagiologia de baixa tensão, alargam a sua utilização a materiais moles e sistemas biológicos, permitindo a análise de amostras hidratadas e frágeis[170].

ii. Microscopia eletrónica de transmissão:

Um método de imagem muito avançado que permite visualizar caraterísticas interiores à nanoescala é a microscopia eletrónica de transmissão (TEM). A TEM oferece uma resolução espacial inigualável ao fazer passar um feixe de electrões concentrado através de uma amostra minúscula, tornando possível ver as estruturas atómicas e moleculares com grande detalhe. Graças a esta capacidade, o MET é atualmente essencial na investigação biológica, na ciência dos materiais e na nanotecnologia[171].

Princípios da Microscopia Eletrónica de Transmissão

Um feixe de electrões é passado através de uma amostra extremamente fina para fazer funcionar um TEM. Para criar uma imagem num ecrã fluorescente ou num detetor digital, os electrões interagem com as estruturas internas da amostra e focam o feixe transmitido utilizando lentes electromagnéticas. A TEM é superior na apresentação de detalhes estruturais internos até ao nível atómico, em contraste com a microscopia eletrónica de varrimento (SEM), que se concentra na morfologia da superfície[172]. A TEM exige que as amostras sejam extremamente finas, normalmente com menos de 100 nanómetros, para se obter uma boa resolução. Para tal, são utilizados métodos especializados, como a fresagem iónica e a ultramicrotomia. Os investigadores podem examinar as estruturas cristalinas, as falhas e as interfaces dos materiais graças ao elevado nível de pormenor das imagens geradas e à resolução sub-angstrom[173].

Aplicações na caraterização de nanopartículas

Análise da estrutura interna

A arquitetura interior das nanopartículas, incluindo as configurações núcleo-casca, as configurações da rede e as falhas cristalográficas, é frequentemente examinada utilizando o TEM. A compreensão das qualidades dos materiais e a maximização da sua utilidade para aplicações específicas requerem este conhecimento[171, 174].

Imagiologia de resolução atómica

As imagens à escala atómica são produzidas utilizando o TEM de alta resolução (HRTEM), que permite a observação direta da disposição dos átomos nas nanopartículas. O estudo da cristalinidade e da composição das fases dos materiais exige esta capacidade[175].

Identificação da fase

A determinação das fases cristalinas dentro das nanopartículas é possível através da TEM em conjunto com métodos como a difração de electrões de área selecionada (SAED). Os parâmetros da rede e a simetria estrutural são revelados pelos padrões SAED, que são essenciais para a caraterização dos materiais[172].

Aplicações biológicas

A MET é utilizada na investigação biomédica para visualizar a ultra-estrutura de vírus, células e biomateriais. Por exemplo, a MET pode mostrar a forma como as nanopartículas à base de lípidos estão dispostas no interior de nanocarreadores ou como os medicamentos se distribuem nos mesmos, o que pode ajudar a construir sistemas de administração de medicamentos[174, 175].

Vantagens e limitações

A resolução espacial incomparável e a capacidade de examinar tanto materiais cristalinos como amorfos são apenas duas das muitas vantagens da TEM. No entanto, a preparação de amostras TEM é difícil e demorada, exigindo equipamento e conhecimentos específicos. Além disso, as amostras sensíveis podem ser danificadas pelo feixe de electrões de alta energia, especialmente em aplicações biológicas[173, 175].

Avanços recentes em TEM

As possibilidades da tecnologia TEM foram aumentadas por desenvolvimentos recentes como o crio-TEM e o TEM com correção de aberrações. Enquanto a correção das aberrações melhora a resolução e permite obter diretamente imagens de elementos leves e de estruturas complexas, o crio-TEM permite o estudo de amostras hidratadas e vivas no seu estado natural[174].

iii. Microscopia de força atómica (AFM):

A microscopia de força atómica (AFM) é um método de imagem de alta resolução utilizado para analisar a topografia da superfície ao nível atómico. Para registar as caraterísticas à nanoescala, move uma sonda pontiaguda através da superfície de um material. A AFM é uma ferramenta poderosa em nanotecnologia, ciência dos materiais e biologia porque, ao contrário dos microscópios ópticos e electrónicos, pode medir as propriedades físicas, mecânicas e eléctricas das superfícies, para além de as fotografar[176].

Princípios da Microscopia de Força Atómica

A AFM interage com a superfície da amostra utilizando um cantilever com uma ponta afiada, normalmente composta por silício ou nitreto de silício. O cantilever desvia-se à medida que a ponta se desloca sobre a superfície devido a forças interatómicas entre a ponta e a amostra. Estas deflexões são medidas por um feixe laser refletido no cantilever, sendo criadas imagens topográficas através do processamento dos dados[177].

O AFM funciona em três modos principais:

- **Modo de contacto**: As imagens de alta resolução são produzidas pelo contacto direto da ponta com a superfície, embora as amostras moles possam ser danificadas.
- **Modo de batida**: Ao oscilar perto da superfície, a ponta reduz os danos e

possibilita a obtenção de imagens de materiais sensíveis.

- **Modo sem contacto**: É adequado para materiais delicados porque a ponta fica imediatamente acima da superfície e pode detetar forças como as interações de van der Waals[178].

Aplicações da Microscopia de Força Atómica

Topografia e morfologia da superfície

A AFM oferece um mapeamento topográfico tridimensional da superfície com resolução ao nível atómico. Fornece informações ricas sobre a rugosidade, os limites dos grãos e a integridade estrutural e é amplamente utilizada para examinar nanopartículas, películas finas e biomateriais[176, 179]

Análise das propriedades mecânicas

A AFM pode medir as curvas força-distância para determinar as caraterísticas mecânicas de um material, incluindo a adesão, a elasticidade e a rigidez. Isto é especialmente útil para a caraterização de amostras biológicas e poliméricas[177].

Nanoindentação

A AFM pode avaliar a dureza e o módulo de elasticidade à nanoescala através de ensaios de nanoindentação. A criação de revestimentos e materiais de ponta depende desta capacidade[178].

Aplicações biológicas

A AFM é utilizada nas ciências da vida para obter imagens de tecidos, células e biomoléculas em condições fisiológicas. Para ajudar a compreender os processos biológicos básicos, pode também monitorizar as forças e interações biomoleculares[179].

Vantagens e limitações

Entre as muitas vantagens da AFM contam-se a sua versatilidade de funcionamento em condições de ar, líquido ou vácuo, bem como a sua capacidade de obter imagens de materiais não condutores sem necessidade de preparação da amostra. No entanto, a velocidade lenta da imagem, uma área de varrimento estreita e a possibilidade de artefactos induzidos pela ponta são os seus inconvenientes[178, 179]

Avanços recentes em AFM

As aplicações da tecnologia AFM aumentaram devido a avanços recentes, incluindo sondas funcionalizadas e AFM de alta velocidade. A monitorização dinâmica de processos em tempo real é possível graças à AFM de alta velocidade, e a deteção química e biológica à nanoescala é possível graças a sondas funcionalizadas[176, 179]

b. Caracterização química:

i. Difração de raios X (XRD):

Um método analítico popular para determinar a estrutura cristalina das nanopartículas é a difração de raios X (XRD). É uma ferramenta vital na ciência dos materiais e na nanotecnologia, uma vez que oferece detalhes abrangentes sobre a composição das fases, o tamanho dos cristais e as caraterísticas da rede. O método baseia-se nos planos atómicos periódicos de uma rede cristalina de difração de raios X, o que resulta em padrões distintos que podem ser examinados para determinar as caraterísticas estruturais[180].

Princípios da difração de raios X

A lei de Bragg estabelece que a interferência construtiva ocorre em determinados ângulos quando um feixe de raios X interage com um material cristalino. nλ = 2dsin 0n\lambda = 2d\sin\thetanX = 2dsinθ, em que nnn é um número inteiro, λ4ambdaλ é o comprimento de onda dos raios X, ddd é o espaçamento interplanar e θMhetaθ é o ângulo de difração. Para determinar as caraterísticas estruturais, incluindo o tamanho da célula unitária e a orientação cristalográfica, bem como a disposição dos átomos no cristal, estes padrões de difração são captados e examinados[181].

Para garantir a orientação aleatória dos cristalitos e permitir uma análise exaustiva das fases, o método necessita de uma amostra em pó ou em película fina. A precisão e a resolução dos resultados são aumentadas pelos detectores sofisticados dos sistemas modernos de XRD e pelo software que permite uma rápida recolha e interpretação dos dados[182].

Aplicações na caraterização de nanopartículas

Identificação da fase cristalina

Comparando padrões de difração experimentais com dados de referência de bases de dados cristalográficas, o XRD é utilizado para determinar as fases cristalinas presentes nas nanopartículas. A compreensão das caraterísticas dos nanomateriais produzidos e a verificação da pureza das suas fases dependem deste facto[180, 183].

Determinação do tamanho do cristalito

A DRX permite a determinação da dimensão dos cristalitos em nanomateriais através da análise do alargamento dos picos nos padrões de difração utilizando a equação de Scherrer, D=KλβcosθD = \frac{K\lambda}{\beta\cos\theta}D=ecos6KX, em que DDD é o tamanho do cristalito, KKK é um fator de forma, λ4ambdaλ é o comprimento de onda dos raios X, (nbetaβ é a largura total a meio máximo e 0\theta0 é o ângulo de Bragg. Isto é especialmente crucial quando se tenta correlacionar as qualidades do material com o tamanho[181, 184]

Análise de deformações e defeitos

Ao analisar as alterações e o alargamento dos picos de difração, o XRD pode identificar a tensão da rede e as falhas. A otimização das caraterísticas mecânicas e eléctricas das nanopartículas para utilizações específicas exige esta compreensão[183].

Modificações estruturais

A fim de obter informações sobre as transições de fase e a estabilidade, a DRX é utilizada para seguir as alterações estruturais das nanopartículas em várias circunstâncias, como o tratamento térmico ou a manipulação química[182].

Vantagens e limitações

Entre as muitas vantagens da DRX contam-se a sua análise não destrutiva de materiais cristalinos e a sua aplicabilidade tanto a amostras a granel como a películas finas. Para evitar erros nos padrões de difração, é necessária uma preparação cuidadosa da amostra e é menos eficaz para materiais amorfos. Sinais de difração fracos podem também resultar de amostras de pequenas dimensões ou de fraca cristalinidade[181, 184]

Avanços recentes em XRD

A DRX com microfeixes e as fontes baseadas em sincrotrões são dois exemplos de avanços nos aparelhos de DRX que aumentaram consideravelmente a sensibilidade e a resolução espacial. Estes avanços alargam a utilização da XRD na nanotecnologia e nas ciências dos materiais, possibilitando a investigação de nanoestruturas complexas e a análise de processos dinâmicos in situ[183, 184]

ii. Espectroscopia de infravermelhos com transformada de Fourier (FTIR):

A espetroscopia de infravermelhos com transformada de Fourier (FTIR) é um método analítico eficaz para localizar grupos funcionais e ligações químicas em moléculas. A FTIR fornece aos investigadores uma impressão digital química que lhes permite classificar moléculas orgânicas e inorgânicas com grande especificidade e sensibilidade, medindo a absorção de radiação infravermelha em determinados comprimentos de onda. É amplamente utilizado em disciplinas como a medicina, a ciência dos materiais e a química[185].

Princípios de FTIR

Ao absorverem luz infravermelha em frequências que correspondem às vibrações das suas ligações químicas, as moléculas são capazes de efetuar FTIR. Os movimentos de estiramento, flexão e torção são exemplos dessas vibrações. O exame qualitativo e quantitativo é possível graças aos picos nos espectros de absorção gerados pelo FTIR que correspondem a grupos funcionais e tipos de ligação específicos[186]. A FTIR, em contraste com a espetroscopia de IV dispersiva convencional, cria um interferograma utilizando um interferómetro e depois utiliza um algoritmo de transformada de Fourier para o transformar num espetro de absorção. A captura mais rápida de dados, o aumento da sensibilidade e a melhoria da relação sinal/ruído são apenas algumas das vantagens deste método[187].

Aplicações de FTIR

Identificação de grupos funcionais

Através da análise de bandas de absorção distintas, o FTIR é utilizado para determinar a presença de grupos funcionais em moléculas orgânicas e inorgânicas. Por exemplo, os grupos hidroxilo (-OH) apresentam bandas largas na região de 3200-3600 cm '. enquanto os grupos carbonilo (-C=O) absorvem cerca de 1700 cm^{1}. Estas descobertas são essenciais para a análise estrutural e a identificação molecular[185, 188].

Caracterização de polímeros

O FTIR é frequentemente utilizado na ciência dos materiais para investigar polímeros. Facilita a identificação de unidades monoméricas, o rastreio de eventos de polimerização e a deteção de impurezas ou aditivos. Para que os materiais à base de polímeros funcionem bem e permaneçam estáveis, esta informação é essencial[186].

Aplicações farmacêuticas

O FTIR é essencial para o controlo de qualidade e a investigação farmacêutica. Durante a formulação e o armazenamento, é utilizado para verificar a composição molecular dos medicamentos, identificar contaminantes e vigiar a estabilidade química[187].

Análise da superfície de nanopartículas

A química da superfície das nanopartículas, incluindo a existência de grupos funcionais ou revestimentos, é investigada utilizando FTIR. Isto é crucial para compreender a forma como as nanopartículas interagem com os sistemas biológicos ou se funcionam bem com materiais compósitos[188].

Vantagens e limitações

A análise rápida e não destrutiva, os baixos requisitos de preparação de amostras e a compatibilidade com sólidos, líquidos e gases são apenas algumas das vantagens do FTIR. É menos útil para avaliar amostras de baixa concentração ou identificar espécies que não apresentam alterações visíveis do momento de dipolo durante as vibrações, e a sua resolução é limitada para misturas complexas[185, 188].

Avanços na tecnologia FTIR

A reflectância total atenuada (ATR), uma caraterística sofisticada do equipamento FTIR moderno, permite a análise imediata de amostras líquidas e sólidas sem necessidade de muita preparação. Além disso, a investigação de sistemas químicos complicados é possível graças à resolução melhorada do espetro que a FTIR bidimensional (2D-FTIR) oferece[187].

iii. Dispersão dinâmica da luz (DLS):

Um método analítico popular para determinar a distribuição do tamanho das nanopartículas em suspensão é a dispersão dinâmica da luz, ou DLS. Funciona através da análise das variações na intensidade da luz dispersa provocadas pelo movimento browniano das partículas. Esta técnica não invasiva é muito útil na ciência dos materiais, na nanotecnologia e nos medicamentos, porque fornece informações sobre o diâmetro hidrodinâmico e a distribuição do tamanho das partículas[189].

Princípios da dispersão dinâmica da luz

A base da DLS é a ideia de que as partículas num meio líquido se movem aleatoriamente num movimento Browniano, com o tamanho das partículas a influenciar a rapidez com que este movimento ocorre. A intensidade da luz dispersa varia ao longo do tempo quando a suspensão é iluminada por uma fonte de luz monocromática, normalmente um laser. O coeficiente de difusão das partículas é determinado através da análise destas oscilações utilizando uma função de autocorrelação. A dimensão hidrodinâmica das partículas é então calculada utilizando o coeficiente de difusão na equação de Stokes-Einstein[190].

A DLS é especialmente útil para caraterizar as nanopartículas nos seus estados funcionais porque este diâmetro hidrodinâmico representa o tamanho da partícula, bem como quaisquer revestimentos de superfície ou camadas de hidratação[191].

Aplicações da DLS

Distribuição do tamanho das nanopartículas

O tamanho e o índice de polidispersão (PDI) das nanopartículas são normalmente medidos por DLS. A fim de garantir um desempenho consistente em aplicações como a administração de medicamentos e a catálise, o PDI oferece uma visão da uniformidade dos tamanhos das partículas[189, 192]

Estudos de estabilidade

Para avaliar a estabilidade das suspensões coloidais, a DLS regista as alterações no tamanho das partículas ao longo do tempo. Isto é particularmente importante na criação de formulações farmacêuticas, uma vez que a sedimentação ou agregação pode comprometer a segurança e a eficácia[190].

Agregação de proteínas

A DLS é utilizada em produtos biofarmacêuticos para avaliar a distribuição do tamanho dos complexos proteicos e identificar a agregação de proteínas. Isto ajuda a manter a estabilidade das proteínas terapêuticas e a melhorar as condições de armazenamento[191].

Desenvolvimento da nanomedicina

Em nanomedicina, a DLS é essencial para determinar o tamanho de nanocarreadores como os lipossomas, as micelas e as nanopartículas poliméricas. A compreensão da biodistribuição, da absorção celular e da eficácia do tratamento exige medições precisas do tamanho[192].

Vantagens e limitações

A DLS requer menos preparação de amostras e proporciona uma análise de tamanho rápida e não destrutiva. É perfeita para caraterizar nanopartículas devido à sua grande sensibilidade a partículas na gama dos nanómetros. As suas desvantagens, como a suscetibilidade a poeiras e partículas grandes, também podem distorcer as leituras. Além disso, a DLS pode não ser tão útil em misturas complicadas, uma vez que apenas fornece um tamanho médio para amostras polidispersas, em vez de uma distribuição de tamanhos abrangente[190, 191].

Avanços recentes em DLS

A DLS multiangular é um desenvolvimento recente da tecnologia DLS que melhora a resolução das medições da distribuição de tamanhos para sistemas polidispersos. Além disso, a integração com plataformas microfluídicas melhorou o manuseamento da amostra e a eficiência da análise, aumentando a sua utilização no rastreio de elevado rendimento e na monitorização em tempo real[192].

5. Aplicações das nanotecnologias:

a. Aplicação biomédica:

Sistema de administração de medicamentos: Os sistemas de administração de medicamentos estão a sofrer uma mudança devido às nanopartículas, que têm vantagens especiais, incluindo o encapsulamento de medicamentos para aumentar a sua solubilidade, protegê-los da deterioração e visar regiões específicas. Estas capacidades permitem obter resultados terapêuticos mais eficazes, especialmente para os medicamentos pouco solúveis e para os tratamentos que necessitam de uma orientação precisa, incluindo as terapias contra o cancro[193].

Princípios da administração de medicamentos com base em nanopartículas

As substâncias terapêuticas podem ser encapsuladas em nanopartículas, que podem ser fabricadas a partir de uma série de materiais, como metais, polímeros e lípidos. A pequena dimensão das nanopartículas, normalmente entre 1 e 100 nanómetros, permite-lhes interagir mais facilmente com os sistemas biológicos e melhora a administração de medicamentos em locais específicos. Os fármacos são protegidos da degradação enzimática e da evacuação precoce pelas nanopartículas, o que aumenta a sua biodisponibilidade[194].

O direcionamento ativo de tecidos ou células específicos é possível através da funcionalização da superfície das nanopartículas com ligandos, anticorpos ou polímeros. Por exemplo, os medicamentos anticancerígenos podem ser administrados aos tecidos tumorais de forma selectiva através de nanopartículas funcionalizadas com anticorpos contra marcadores específicos do tumor, minimizando os efeitos fora do alvo e melhorando a eficácia terapêutica[195].

Aplicações das nanopartículas na administração de medicamentos

Solubilidade e biodisponibilidade melhoradas

A fraca solubilidade em água inibe a eficácia e a absorção de muitos medicamentos. Ao envolver medicamentos hidrofóbicos em matrizes hidrofílicas ou em transportadores à base de lípidos, as nanopartículas aumentam a solubilidade e permitem uma administração eficaz em condições aquosas[193, 196].

Administração de medicamentos direcionados

A distribuição orientada de fármacos através de processos passivos ou activos é possível através de nanopartículas. Tirando partido do efeito de permeabilidade e retenção melhoradas (EPR), que é causado por uma vasculatura com fugas, o direcionamento passivo permite que as nanopartículas se agreguem nos tecidos tumorais. Para conseguir a captação mediada por receptores por células específicas, a orientação ativa implica a modificação da superfície utilizando ligandos de orientação[194, 197]

Libertação controlada

Os fármacos podem ser libertados das nanopartículas de forma regulada por difusão, degradação ou reação a estímulos externos como o pH, a temperatura ou as enzimas. Ao reduzir a frequência das doses e ao garantir um efeito terapêutico duradouro, este facto aumenta a adesão dos doentes ao tratamento[195].

Multifuncionalidade

A teranóstica, ou diagnóstico e terapia simultâneos, é possível graças a sistemas sofisticados de nanopartículas que combinam propriedades imagiológicas e terapêuticas. Por exemplo, as nanopartículas podem fornecer cargas terapêuticas e agentes de imagiologia para monitorizar a distribuição do fármaco, proporcionando uma abordagem holística ao tratamento da doença[196].

Vantagens e desafios

A administração de fármacos através de nanopartículas tem várias vantagens, tais como uma melhor estabilidade dos fármacos, um direcionamento mais preciso e menos efeitos adversos. No entanto, há questões que incluem a escalabilidade do fabrico, a obtenção de aprovação regulamentar e a possível toxicidade de alguns materiais de nanopartículas. Para utilizar plenamente a nanotecnologia na administração de medicamentos, está a ser feita mais investigação para resolver estes problemas[194, 197].

Avanços recentes na administração de medicamentos através de nanopartículas

As nanopartículas responsivas a estímulos, que libertam medicamentos em resposta a sinais fisiológicos específicos, incluindo o ambiente ácido dos tumores, são exemplos de desenvolvimentos recentes. Além disso, para reduzir a toxicidade e melhorar os perfis de segurança, estão a ser criados materiais biodegradáveis e biocompatíveis, expandindo as utilizações terapêuticas dos sistemas de administração de medicamentos baseados em nanopartículas[196, 197]

i. Diagnóstico por imagem:

Uma vez que proporcionam um melhor contraste e sensibilidade para a deteção precoce de doenças, as nanopartículas tornaram-se um componente crucial do diagnóstico por imagem. As nanopartículas aumentam a precisão e a resolução dos métodos de imagiologia, como a imagiologia nuclear, a tomografia computorizada (TC), a ressonância magnética (RM) e os ultra-sons, utilizando as suas caraterísticas físico-químicas distintas. O diagnóstico precoce, o acompanhamento da evolução da doença e a orientação das acções de tratamento têm um impacto significativo neste contexto[198].

Princípios da imagiologia com recurso a nanopartículas

As nanopartículas de diagnóstico por imagem são fabricadas para funcionar com modalidades de imagiologia para melhorar o contraste e a intensidade do sinal. Por exemplo, uma vez que as nanopartículas magnéticas, como o óxido de ferro, podem alterar os tempos de relaxamento dos protões circundantes, são utilizadas como agentes de contraste na ressonância magnética. Do mesmo modo, as nanopartículas de ouro são utilizadas na imagiologia por TC para produzir imagens mais nítidas, proporcionando uma maior atenuação dos raios X do que os agentes tradicionais à base de iodo[199]. A acumulação selectiva em determinados tecidos ou células é possível através da funcionalização das nanopartículas com moléculas alvo, como péptidos ou anticorpos. Ao melhorar a especificidade da imagiologia, esta estratégia focalizada permite identificar marcadores moleculares ligados a uma série de doenças, como o cancro e as doenças cardíacas[200].

Aplicações em diagnóstico por imagem

Imagiologia de Ressonância Magnética (MRI)

Nas ressonâncias magnéticas, as nanopartículas magnéticas são frequentemente utilizadas como agentes de contraste. Ao encurtar o tempo de relaxamento T2, as nanopartículas superparamagnéticas de óxido de ferro (SPION) revelam anomalias nos exames de RM, produzindo áreas mais escuras. Estas nanopartículas são particularmente úteis para o mapeamento dos gânglios linfáticos, o reconhecimento de cancros e a deteção de metástases[198, 201].

Tomografia computorizada (TC)

A elevada densidade eletrónica e a biocompatibilidade das nanopartículas de ouro tornaram-nas poderosos agentes de contraste na imagiologia por TC. Permitem a obtenção de imagens de alta resolução de tumores malignos, áreas inflamatórias e estruturas vasculares, o que é essencial para o diagnóstico precoce e o planeamento da terapia[199, 202]

Imagiologia nuclear

As nanopartículas marcadas radioactivamente são utilizadas na tomografia computorizada por emissão de fotão único (SPECT) e na tomografia por emissão de positrões (PET). Ao permitir a identificação de alta sensibilidade de alvos moleculares, estas nanopartículas radiomarcadas ajudam no diagnóstico precoce de doenças neurológicas e malignas[200].

Imagiologia por ultra-sons

Ao servirem de agentes de contraste que facilitam a visualização do fluxo sanguíneo e das irregularidades vasculares, as nanopartículas, como as nanodrogas à base de perfluorocarbonetos, melhoram a imagiologia por ultra-sons. Para a distribuição de medicamentos guiada por imagens, são também utilizadas em conjunto com medicamentos terapêuticos[201].

Vantagens e desafios

Entre os muitos benefícios da imagiologia melhorada por nanopartículas incluem-se o aumento do contraste, o aumento da sensibilidade e a capacidade de atingir determinados tecidos. Em comparação com os agentes imagiológicos tradicionais, estas caraterísticas permitem uma deteção precoce e mais precisa da doença. No entanto, para garantir a segurança e a eficácia dos agentes de imagiologia baseados em nanopartículas, é necessário resolver questões como a possível toxicidade, a variabilidade da biodistribuição e as barreiras regulamentares[199, 202].

Avanços recentes na imagiologia baseada em nanopartículas

As nanopartículas multimodais, que incorporam caraterísticas para várias modalidades de imagiologia, como a RMN, a TC e a PET, são descobertas recentes. Estas tecnologias combinam a imagiologia molecular e anatómica para proporcionar capacidades de diagnóstico completas. Além disso, estão a ser criadas nanopartículas biodegradáveis para melhorar a sua aplicabilidade terapêutica, reduzindo a toxicidade a longo prazo e melhorando a depuração corporal[201, 202]

ii. Estratégias de tratamento do cancro:

A terapêutica dirigida baseada em nanopartículas está a revolucionar o tratamento do cancro, melhorando a precisão e a eficácia da administração de medicamentos e reduzindo os efeitos secundários sistémicos. Os fortes fármacos quimioterapêuticos utilizados no tratamento do cancro podem causar efeitos secundários graves ao danificar os tecidos saudáveis. Estes tratamentos proporcionam um método mais confinado e regulado de tratamento dos cancros, tirando partido das qualidades especiais das nanopartículas, tais como a sua capacidade de encapsular medicamentos e de visar células específicas[203].

Mecanismos da terapia dirigida baseada em nanopartículas

1. **Seleção passiva através do efeito de permeabilidade e retenção melhoradas (EPR)**

Uma vez que os tumores têm uma drenagem linfática deficiente e uma vasculatura com fugas, o efeito EPR permite que as nanopartículas se concentrem preferencialmente nos tecidos tumorais. Ao reduzir a toxicidade e minimizar a exposição ao fármaco em tecidos saudáveis, este direcionamento passivo melhora a administração localizada de fármacos quimioterapêuticos[204].

2. **Direcionamento ativo com funcionalização do ligando**

O direcionamento ativo é o processo de alteração das nanopartículas utilizando ligandos que identificam receptores específicos sobre-expressos nas células cancerígenas, tais como aptâmeros, péptidos ou anticorpos. Por exemplo, as nanopartículas funcionalizadas com ácido fólico aumentam a seletividade e a eficácia terapêutica, visando as células cancerígenas que sobreexpressam os receptores de folato[205].

3. **Libertação de fármacos controlada e sensível a estímulos**

Quando certos estímulos, como o baixo pH, as enzimas ou a temperatura, ocorrem no microambiente tumoral, as nanopartículas podem ser concebidas para libertar medicamentos. Ao limitar a libertação dos medicamentos ao local de ação, esta estratégia aumenta a sua eficácia e diminui os efeitos secundários sistémicos[206].

Aplicações no tratamento do cancro

Quimioterapia lipossómica

Ao envolver o medicamento em bicamadas lipídicas, as formulações lipossómicas, como o Doxil (doxorrubicina lipossómica), melhoraram consideravelmente o perfil de segurança da quimioterapia. Ao utilizar métodos de direcionamento passivo, isto reduz a cardiotoxicidade e aumenta a acumulação de medicamentos nos tumores[203].

Nanocarreadores à base de polímeros

Ao prolongar a duração da circulação e ao diminuir a depuração imunitária, as nanopartículas poliméricas, como as baseadas em polietilenoglicol (PEG), melhoram a farmacocinética dos quimioterápicos. Fármacos como o paclitaxel têm sido administrados utilizando nanopartículas poliméricas funcionalizadas, que oferecem um melhor direcionamento para o tumor e menos efeitos adversos[205].

Nanopartículas de ouro

Estão a ser investigadas aplicações de nanopartículas de ouro no tratamento e diagnóstico do cancro. Para além de actuarem como agentes de terapia fototérmica, que utiliza a luz para aquecer e matar as células cancerígenas, as nanopartículas de ouro funcionalizadas permitem a administração orientada de quimioterápicos[206].

Terapias à base de ARN

Os tratamentos à base de ARN, como o siRNA e o mRNA, são também administrados às células cancerosas através de nanopartículas. Estes tratamentos constituem um novo método de tratamento do cancro, restabelecendo as funções supressoras de tumores ou silenciando os oncogenes[204].

Vantagens e desafios

Os tratamentos baseados em nanopartículas têm vários benefícios, tais como:

- **Aumento da solubilidade dos fármacos**: Os fármacos que são hidrofóbicos tornam-se mais solúveis quando encapsulados em nanopartículas.
- **Efeitos secundários reduzidos**: Os efeitos fora do alvo em tecidos saudáveis são reduzidos pela administração direcionada.
- **Aumento da eficácia**: Os resultados terapêuticos são melhorados pela libertação localizada da medicação no local do tumor[205].

No entanto, continuam a existir problemas com a possível imunogenicidade, barreiras regulamentares e produção em grande escala. Para otimizar a conceção das nanopartículas e garantir a segurança da sua utilização clínica, é necessária mais investigação[206].

Avanços recentes

As nanopartículas multifuncionais que combinam imagem e terapia são avanços recentes que permitem o rastreio em tempo real da administração de medicamentos e da resposta terapêutica. A utilização de nanopartículas biodegradáveis em contextos terapêuticos está também a aumentar, uma vez que estão a ser desenvolvidas para melhorar a segurança e reduzir a toxicidade a longo prazo[205, 206].

b. Aplicações ambientais:

i. Purificação de água:

Uma vez que as nanopartículas podem eliminar uma grande variedade de impurezas, como poluentes orgânicos, metais pesados e micróbios, a sua utilização na filtragem da água tem suscitado grande interesse. Os nanomateriais oferecem respostas criativas para a escassez de água no mundo e garantem o acesso a água potável segura devido à sua grande área de superfície, caraterísticas de superfície ajustáveis e maior reatividade[207].

Mecanismos de purificação da água com base em nanomateriais

Os nanomateriais de purificação da água utilizam vários métodos para eliminar eficazmente as impurezas:

1. **Adsorção**
   Os nanomateriais, como o óxido de grafeno, os nanotubos de carbono e os óxidos metálicos à escala nanométrica, apresentam elevadas capacidades de adsorção. Ao fixar os poluentes nas suas superfícies e ao baixar a sua concentração para níveis aceitáveis, estes materiais podem eliminar metais pesados como o arsénio, o chumbo e o mercúrio[208].
2. **Catálise**
   Sob luz ultravioleta (UV), nanomateriais como as nanopartículas de dióxido de titânio (TiO2) funcionam como fotocatalisadores, convertendo contaminantes orgânicos em subprodutos inócuos. Pesticidas, corantes e resíduos farmacêuticos podem ser eficazmente removidos da água com este procedimento[209].
3. **Filtragem**
   Para melhorar a eficiência de filtragem das membranas, são adicionados nanomateriais. Por exemplo, as nanopartículas de prata incorporadas em membranas nanoestruturadas têm qualidades antibacterianas, removendo simultaneamente os agentes patogénicos e os resíduos particulados[210].

4. **Desinfeção**
   O cobre e a prata são dois exemplos de nanopartículas metálicas que possuem potentes propriedades antibacterianas. Ao romperem as paredes celulares das bactérias e ao impedirem o desenvolvimento microbiano, podem tornar a água própria para consumo humano[211].

5. **Aplicações na purificação de água**

Remoção de metais pesados

O arsénio, o crómio e o chumbo são frequentemente removidos da água utilizando ferro nano-valente zero (nZVI). Ao imobilizar ou reduzir os iões metálicos a formas menos perigosas, estas nanopartículas impedem a sua fuga para o ambiente[208].

Degradação de poluentes orgânicos

Numerosos poluentes orgânicos podem ser eficazmente degradados por fotocatalisadores à base de TiO2. A dopagem do TiO2 com outros materiais aumentou a sua eficácia fotocatalítica, tornando-o utilizável em luz visível e alargando a sua gama de aplicações[209].

Eliminação de agentes patogénicos

Quando adicionadas a filtros ou revestimentos, as nanopartículas de prata têm uma eficácia notável contra fungos, vírus e bactérias. Estas nanopartículas oferecem uma técnica de desinfeção fiável ao interferirem com o ADN das bactérias e com a produção de proteínas[210, 211].

Vantagens e desafios

A utilização de nanomateriais na filtragem da água tem várias vantagens.

Alta eficiência: Os nanomateriais têm a capacidade de eliminar poluentes em concentrações extremamente baixas - muitas vezes tão baixas como partes por bilião.

Multifuncionalidade: Um único tipo de nanomaterial pode ser utilizado para combater vários poluentes ao mesmo tempo.

Escalabilidade: A produção de nanopartículas em escalas adequadas para utilizações práticas é atualmente possível graças aos progressos da nanotecnologia[208, 211].

No entanto, ainda existem problemas, como a possibilidade de os nanomateriais serem libertados no ambiente, a sua toxicidade a longo prazo e o elevado custo dos vários métodos de produção. O objetivo da investigação futura é criar nanomateriais seguros, acessíveis e sustentáveis para a filtragem da água[209, 211].

Avanços recentes na purificação de água com base em nanomateriais

A criação de nanocompósitos, que integram várias funções, como a adsorção e a catálise, num único material, é um exemplo de desenvolvimentos recentes. Os nanomateriais recicláveis e biodegradáveis estão também a ser investigados para resolver os problemas ambientais relacionados com a sua utilização[209, 210].

ii. Controlo da poluição:

Ao criar materiais que podem absorver e neutralizar contaminantes, a nanotecnologia tornou-se uma arma potente para combater a degradação ambiental. Devido às suas qualidades especiais, que incluem uma elevada área de superfície, reatividade e capacidade de afinação, os nanomateriais proporcionam novas abordagens às técnicas convencionais de controlo da poluição. Estes materiais são muito úteis para a recuperação ambiental, uma vez que podem ter como alvo uma variedade de poluentes, tais como contaminantes orgânicos, metais pesados e gases com efeito de estufa[212].

Mecanismos da nanotecnologia no controlo da poluição

1. **Adsorção de poluentes**

   Devido às suas enormes áreas de superfície, os nanomateriais com elevada capacidade de adsorção incluem o grafeno, os nanotubos de carbono e as nanopartículas de sílica mesoporosa. Estas substâncias podem reduzir eficazmente a concentração de poluentes no ambiente, adsorvendo-os do solo, da água e do ar, incluindo metais pesados, óleos e compostos orgânicos voláteis (COV)[213].

2. **Catálise para degradação**

   Para degradar os poluentes orgânicos, foram criados nanocatalisadores, especialmente os baseados em metais como o óxido de zinco (ZnO) e o dióxido de titânio (TiO2). Estas nanopartículas podem ajudar a desintoxicar o ambiente contaminado, dissolvendo compostos perigosos em subprodutos menos perigosos ou não tóxicos quando expostos à luz UV[214].

3. **Tratamento eletroquímico**

   As técnicas electroquímicas de purificação da água e do ar utilizam cada vez mais nanomateriais, como os nanomateriais à base de carbono e os eléctrodos nanoestruturados. Ao oferecerem uma grande área de superfície para a transferência de electrões, estes materiais melhoram a eficácia dos processos electroquímicos, o que, por sua vez, provoca a degradação de contaminantes como corantes, metais pesados e solventes orgânicos[215].

4. **Captura e neutralização de carbono**

Com recurso à nanotecnologia, foram criados materiais avançados para absorver e neutralizar as emissões de dióxido de carbono (CO2). A adsorção de alta eficiência de CO2 por estruturas metal-orgânicas (MOF) e outros materiais nanoestruturados é uma forma viável de reduzir as emissões de gases com efeito de estufa[216].

5. **Aplicações da nanotecnologia no controlo da poluição**

Purificação da água e do ar

Ao adsorverem os contaminantes ou ao estimularem a sua decomposição, os nanomateriais como o carvão ativado, o dióxido de titânio e as nanopartículas de ferro de valência zero são frequentemente utilizados para purificar a água. Os nanomateriais, como o dióxido de titânio, são utilizados em purificadores de ar fotocatalíticos para decompor as partículas e os compostos orgânicos voláteis[213, 214]

Remediação de solos

No domínio da descontaminação dos solos, as nanopartículas demonstraram ter potencial, especialmente no que se refere à remoção de metais pesados como o chumbo, o mercúrio e o cádmio. A qualidade do solo pode ser restaurada através da utilização de nanomateriais como as nanopartículas de magnetite e de óxido de zinco, que podem imobilizar estes metais perigosos ou ajudar a reduzi-los a formas menos perigosas[217].

Captura e armazenamento de carbono

A utilização de nanomateriais para absorver as emissões de CO2 das centrais eléctricas e das operações industriais está a ser investigada. Foram demonstradas excelentes capacidades de adsorção de CO2 por estruturas metal-orgânicas (MOF) e materiais nanoporosos, que podem ser cruciais para reduzir as emissões globais de carbono e travar as alterações climáticas[216].

Vantagens e desafios

A nanotecnologia tem vários benefícios para a redução da poluição, incluindo:

Elevada eficiência: Devido às suas capacidades catalíticas e de adsorção mais elevadas, os nanomateriais podem remover poluentes em concentrações mais baixas.

VersatilidadeOs **nanomateriais** são extremamente versáteis para uma série de aplicações ambientais, uma vez que podem ser concebidos para visar poluentes específicos.

Sustentabilidade: O carácter reutilizável ou reciclável de muitos nanomateriais constitui um método sustentável de recuperação ambiental[213, 216].

No entanto, continuam a existir obstáculos a ultrapassar, como o custo da produção em grande escala, o risco de descarga de nanopartículas no ambiente e a possível toxicidade dos nanomateriais para os ecossistemas. Para que as tecnologias de gestão da poluição baseadas em nanomateriais sejam amplamente utilizadas, é imperativo que a sua escalabilidade e segurança sejam garantidas[214, 217]

Avanços recentes em nanotecnologia para o controlo da poluição

A criação de nanomateriais multifuncionais que integram a adsorção, a catálise e a biodegradação é um avanço recente que oferece soluções mais eficazes e duradouras para a contaminação ambiental. Além disso, para melhorar a sustentabilidade dos sistemas de controlo da poluição, está a ser investigada a combinação de nanomateriais e de fontes de energia renováveis, incluindo a fotocatálise alimentada por energia solar[215, 217]

c. Aplicações industriais:

i. Eletrónica e fotónica:

Foram desenvolvidos dispositivos mais pequenos, mais rápidos e mais eficazes graças à utilização de materiais à nanoescala na eletrónica e na fotónica. Estes materiais têm qualidades especiais à nanoescala, como condutividade melhorada, qualidades ópticas e potencial de miniaturização, que são essenciais para o desenvolvimento de tecnologias em informática, eletrónica de consumo, sistemas de energia e telecomunicações. A importância dos materiais à escala nanométrica na criação de dispositivos electrónicos e fotónicos de elevado desempenho está a tornar-se cada vez mais evidente à medida que a procura destes dispositivos continua a aumentar[218].

Materiais à nanoescala em eletrónica

1. **Miniaturização e integração de alta densidade**

Os materiais à escala nanométrica estão a ser incorporados em componentes essenciais, como circuitos integrados, dispositivos de memória e transístores, em resultado da procura de aparelhos electrónicos mais compactos e potentes. Por exemplo, em comparação com materiais convencionais como o silício, os nanotubos de carbono (CNT) e o grafeno apresentam caraterísticas eléctricas visivelmente melhores, permitindo tempos de comutação mais rápidos e maior mobilidade dos electrões. Este desenvolvimento tornou possível reduzir o tamanho dos aparelhos electrónicos sem sacrificar ou mesmo melhorar a sua funcionalidade[219].

2. **Semicondutores e transístores melhorados**

Os materiais à escala nanométrica são essenciais para a criação de semicondutores de elevado desempenho. Outros materiais 2D, como o grafeno e os nanofios de silício, têm-se revelado promissores como substitutos do silício para os transístores da próxima geração. Estes materiais são perfeitos para transístores mais rápidos e mais eficientes encontrados em processadores e dispositivos de memória, porque têm uma condutividade eléctrica melhorada, um menor consumo de energia e a capacidade de funcionar a escalas mais pequenas[220]. A Lei de Moore, que estabelece que a densidade dos transístores nos circuitos integrados duplicará de dois em dois anos, depende da utilização destes materiais[221].

3. **Eletrónica flexível**

A criação de eletrónica extensível e flexível também se baseia fortemente em materiais à nanoescala. Os circuitos flexíveis que podem esticar e dobrar sem perder a funcionalidade são criados utilizando nanotubos de carbono, nanofios de prata e semicondutores orgânicos. Isto torna possível integrar a eletrónica em novas aplicações e ambientes, criando oportunidades para a tecnologia vestível, ecrãs flexíveis e sensores de monitorização da saúde [222].

4. Materiais à nanoescala em fotónica

1. Propriedades ópticas e manipulação da luz

Os materiais podem controlar a luz à nanoescala de formas que não são possíveis com materiais a granel. As fortes caraterísticas plasmónicas permitem que os nanomateriais, como os pontos quânticos e as nanopartículas de ouro e prata, sejam utilizados numa vasta gama de aplicações fotónicas. Em aplicações que incluem sensores, imagiologia e díodos emissores de luz (LED), estes materiais podem melhorar a absorção, a dispersão e a emissão de luz[223].

2. Pontos Quânticos e Emissão de Luz

Os nanocristais semicondutores conhecidos como pontos quânticos são perfeitos para utilização em lasers, células solares e ecrãs devido às suas caraterísticas ópticas dependentes do tamanho. A criação de ecrãs mais eficazes, mais brilhantes e mais saturados de cor é possível graças à capacidade de ajustar com precisão os comprimentos de onda de emissão dos pontos quânticos. Os pontos quânticos podem também ser utilizados em dispositivos fotónicos para melhorar a captação e emissão de luz, o que aumentaria a eficiência energética[224].

3. Plasmónica e aplicações de deteção

O potencial dos nanomateriais plasmónicos, incluindo nanoestruturas metálicas, para melhorar as interações luz-matéria tem sido investigado em profundidade. Estas substâncias têm a capacidade de concentrar a luz à nanoescala, o que aumenta a sensibilidade dos sensores fotónicos e torna possível a deteção de produtos químicos, moléculas biológicas e contaminantes ambientais com extrema sensibilidade. As aplicações nos domínios da segurança, do diagnóstico médico e da monitorização do ambiente são todas significativamente afectadas por este facto[225].

ii. Melhoria do material:

Ao tornar possível a criação de materiais com maior resistência, durabilidade e utilidade, a nanotecnologia alterou completamente o domínio da ciência dos materiais. Foram feitos progressos significativos numa série de indústrias, incluindo a eletrónica, a automóvel, a aeroespacial e a construção, graças à capacidade de modificar materiais à escala nanométrica. Devido às suas qualidades especiais, que incluem uma elevada área de superfície, resistência e reatividade, os nanomateriais têm o potencial de melhorar os materiais actuais e torná-los mais eficazes, resistentes e adaptáveis[226].

Melhorias na resistência e durabilidade do material

1. **Nanocompósitos para uma maior resistência**

   Quando comparados com os compósitos tradicionais, os nanocompósitos, que integram elementos à escala nanométrica como os nanotubos de carbono (CNT), o grafeno e as nanocamadas em materiais a granel, demonstraram um aumento notável da resistência e da rigidez. Ao reforçar a matriz, a utilização de nanopartículas produz materiais que são mais fortes, mais leves e mais resistentes à deterioração. Por exemplo, os CNT são frequentemente utilizados para reforçar polímeros, melhorando as suas caraterísticas mecânicas e permitindo utilizações de alto desempenho nos sectores automóvel e aeroespacial[227].

2. **Endurecimento de materiais**

   Ao reforçar os materiais à nanoescala, a nanotecnologia pode também aumentar a sua resistência. Quando misturados com nanopartículas, materiais como as resinas epoxídicas apresentam uma maior resistência à fratura, reduzindo as falhas e as fissuras prematuras. Nos materiais utilizados em aplicações estruturais, em que a capacidade de suportar a tensão sem quebrar é crucial, este aumento da resistência é especialmente vantajoso[228]. A inclusão de nanopartículas melhora a resistência global do material ao impacto e à fratura, facilitando uma dissipação de energia mais eficiente.

3. **Resistência à corrosão e ao desgaste**

A vida útil dos materiais foi grandemente aumentada pelos nanomateriais, como a nanosílica e a nanocerâmica, que demonstraram uma notável resistência ao desgaste e à corrosão. Por exemplo, a adição de nano-sílica a metais e ligas melhora a sua resistência à corrosão, o que os torna mais adequados para situações severas, como em ambientes industriais e marítimos. Além disso, a vida útil das ferramentas e das máquinas foi aumentada com a utilização de revestimentos nanocerâmicos para proteger as superfícies do desgaste e da abrasão[229].

Melhoria funcional através da nanotecnologia

1. **Condutividade térmica e eléctrica**

A condutividade eléctrica e térmica dos materiais pode ser melhorada através da nanotecnologia, o que é crucial para a criação de sistemas electrónicos e energéticos sofisticados. Por exemplo, o grafeno e os nanotubos de carbono (CNT) são conhecidos pela sua notável condutividade eléctrica e térmica, o que os torna perfeitos para utilização em dispositivos electrónicos e na gestão do calor. Ao aumentar a eficiência de carga e descarga, as nanopartículas são também utilizadas na indústria de armazenamento de energia para melhorar o desempenho das baterias e dos supercapacitores[230].

2. **Materiais autocurativos**

O desenvolvimento de materiais auto-cicatrizantes - materiais que podem reparar os seus próprios danos sem assistência externa - tornou-se possível graças à nanotecnologia. Estes materiais podem reagir a fissuras ou outros tipos de danos, libertando os agentes de cura para reparar a integridade do material. Frequentemente, contêm nanocápsulas que contêm agentes de cura. Ao prolongar o tempo de vida dos materiais e ao reduzir os custos de manutenção, esta tecnologia está a ser utilizada em compósitos, betão e revestimentos[231].

3. **Materiais leves e de elevada resistência**

A criação de materiais que sejam simultaneamente fortes e leves depende em grande medida da nanotecnologia. É possível tornar os materiais muito mais resistentes sem aumentar o peso adicionando nanomateriais como o grafeno, os nanotubos de carbono e as nanofibras aos componentes estruturais. Isto é especialmente importante em sectores como o aeronáutico e o automóvel, onde componentes mais leves podem resultar num melhor desempenho e economia de combustível sem comprometer a resistência[227].

Aplicações da nanotecnologia no melhoramento de materiais

Uma vez que a nanotecnologia pode melhorar as qualidades dos materiais, tem sido utilizada em muitos sectores diferentes.

- **Aeroespacial e automóvel**:

  Ao aumentar a relação resistência/peso dos componentes, os nanocompósitos podem tornar os automóveis e os aviões mais leves e mais eficientes em termos de consumo de combustível. Para melhorar a durabilidade e a resistência ao desgaste, à corrosão e às altas temperaturas, as nanopartículas são também utilizadas em revestimentos[229].
- **Construção**:

  O betão de alta resistência, os revestimentos e os materiais de isolamento são desenvolvidos com recurso à nanotecnologia. O betão é mais resistente aos elementos externos, incluindo a humidade e as mudanças de temperatura, graças aos nanomateriais, que também aumentam a durabilidade e a permeabilidade do material[228].
- **Eletrónica e energia**:

  As baterias, os sistemas de armazenamento de energia e os aparelhos eléctricos beneficiam da utilização de nanomateriais. O desenvolvimento de aparelhos de nova geração e de tecnologias de energias renováveis depende das suas qualidades especiais, que permitem ciclos de carga/descarga mais rápidos e uma maior eficácia[230].

Desafios e perspectivas futuras

Mesmo com o enorme progresso possibilitado pela nanotecnologia, existem ainda problemas relacionados com o aumento da produção e a garantia de uma qualidade constante dos nanomateriais. Para garantir a utilização segura da nanotecnologia no melhoramento de materiais, é também necessário abordar questões como a possível toxicidade de certas nanopartículas e os efeitos da sua utilização no ambiente. O objetivo da investigação em curso é criar materiais e processos mais seguros e mais respeitadores do ambiente, que sejam simples de incorporar na produção em grande escala[231].

6. Desafios e direcções futuras:

a. Segurança e toxicidade:

À medida que as nanopartículas são utilizadas em mais indústrias, têm surgido preocupações relativamente a possíveis riscos para a saúde. Embora as nanopartículas tenham muitas utilizações em indústrias como a ciência dos materiais, a eletrónica e a medicina, o seu pequeno tamanho e a sua elevada área de superfície colocam problemas especiais de toxicidade e segurança. Estas propriedades podem afetar o modo como as nanopartículas interagem com os sistemas biológicos de formas muito diferentes das dos materiais a granel. Por conseguinte, a fim de garantir a sua utilização segura, os possíveis riscos para a saúde relacionados com a exposição às nanopartículas exigem uma investigação meticulosa e aprofundada[232].

Mecanismos de toxicidade

1. **Interações celulares e moleculares**

Devido à sua pequena dimensão, as nanopartículas têm a capacidade de penetrar nos tecidos e nas células, podendo causar-lhes danos. Devido à sua vasta área de superfície e ao seu pequeno tamanho, são mais reactivas, o que pode resultar na produção de espécies reactivas de oxigénio (ROS), que podem causar inflamação, stress oxidativo e danos celulares. De acordo com a investigação, algumas nanopartículas, especialmente as que têm uma grande área de superfície, como o dióxido de titânio (TiO_2) e os nanotubos de carbono (CNT), podem ser genotóxicas, comprometendo a integridade do ADN e resultando em mutações e morte celular[233]. Além disso, existem sérias preocupações quanto ao potencial das nanopartículas para se acumularem em órgãos e tecidos vitais devido à sua capacidade de atravessar barreiras biológicas, incluindo a barreira hemato-encefálica[234].

2. **Respostas inflamatórias**

Quando exposto a nanopartículas, o organismo pode sofrer reacções inflamatórias, especialmente se as partículas forem ingeridas ou entrarem em contacto com a pele. Por exemplo, foi demonstrado que a inalação de nanopartículas pode provocar danos nos tecidos pulmonares, inflamação respiratória e até efeitos sistémicos, como perturbações do sistema imunitário e cardiovasculares. Para as pessoas que trabalham em indústrias ou que estão expostas a níveis elevados de nanopartículas no seu local de trabalho, este facto é especialmente importante[235]. Quando as nanopartículas transportadas pelo sangue estimulam as células imunitárias, são produzidas citocinas pró-inflamatórias e outras respostas imunológicas que, com o tempo, podem contribuir para problemas de saúde crónicos[236].

3. Vias de exposição

1. Inalação

Uma das principais formas de as nanopartículas entrarem no corpo humano é através da inalação, especialmente em ambientes de trabalho onde são utilizadas ou fabricadas. De acordo com estudos, as nanopartículas inaladas têm a capacidade de penetrar profundamente nos pulmões, onde podem entrar na corrente sanguínea e ter efeitos sistémicos. Devido à sua pequena dimensão, as nanopartículas podem escapar aos mecanismos de defesa do organismo, incluindo o sistema de depuração mucociliar, que normalmente limpa as vias respiratórias de partículas maiores[237]. Para os trabalhadores de sectores como a eletrónica, a construção e o fabrico de nanomateriais, este facto torna a exposição respiratória às nanopartículas extremamente preocupante.

2. Ingestão e exposição dérmica

A ingestão de nanopartículas pode resultar em alimentos contaminados, água ou actividades industriais que utilizem nanopartículas. As nanopartículas são suficientemente pequenas para ultrapassarem o revestimento intestinal e possivelmente entrarem na corrente sanguínea, apesar de o trato gastrointestinal funcionar como uma barreira a muitos compostos perigosos. Outra questão é a exposição dérmica, especialmente para os trabalhadores que manuseiam artigos que contêm nanopartículas. Certas nanopartículas têm a capacidade de atravessar a pele, especialmente se a barreira cutânea estiver comprometida ou se as nanopartículas se encontrarem em formulações medicinais ou cosméticas[238].

Potenciais riscos para a saúde e preocupações ambientais

1. **Efeitos a longo prazo na saúde**
   Uma vez que os efeitos a longo prazo para a saúde da exposição crónica às nanopartículas ainda não são claros, é necessária mais investigação para avaliar o impacto cumulativo desta exposição. Estudos em animais sugerem que a exposição a longo prazo a algumas nanopartículas pode provocar lesões nos órgãos, cancro e declínio cognitivo. É difícil alargar estas conclusões aos riscos para a saúde humana porque os efeitos podem variar consoante a dimensão, a forma e as propriedades da superfície das nanopartículas, bem como a via e a duração da exposição[239].
2. **Ecotoxicidade e riscos ambientais**
   As nanopartículas não só são potencialmente nocivas para a saúde humana, como também podem representar riscos ambientais. As nanopartículas podem acumular-se nos ecossistemas e afetar a qualidade do solo, da água e do ar. A toxicidade das nanopartículas para os organismos aquáticos, plantas e animais foi demonstrada em numerosos estudos, o que suscitou preocupações quanto ao facto de poderem entrar na cadeia alimentar e pôr em risco a biodiversidade. Por conseguinte, é necessário conhecer o destino e o movimento das nanopartículas no ambiente para avaliar os seus impactos ecológicos mais vastos[240].
3. **Quadro regulamentar e diretrizes de segurança**
   Devido aos potenciais riscos para a saúde humana e para o ambiente, os organismos reguladores de todo o mundo começaram a desenvolver diretrizes para a utilização segura das nanopartículas. A Environmental Protection Agency (EPA) e a Food and Drug Administration (FDA) nos Estados Unidos começaram a avaliar a segurança dos nanomateriais, enquanto a European Medicines Agency (EMA) na União Europeia estabeleceu diretrizes para a utilização de nanomedicamentos. Uma vez que a regulamentação existente tem frequentemente dificuldade em acompanhar o rápido crescimento da nanotecnologia, são necessários quadros mais abrangentes para garantir que as nanopartículas sejam avaliadas em termos de segurança antes de serem amplamente utilizadas em bens de consumo[241].

b. Questão regulamentar:

O rápido crescimento da nanotecnologia coloca sérios problemas aos quadros regulamentares de todo o mundo. Garantir que esta tecnologia é segura e eficaz está a tornar-se cada vez mais importante à medida que é incorporada numa variedade de indústrias, tais como bens de consumo, cuidados de saúde, agricultura e energia. As caraterísticas especiais dos nanomateriais, tais como a sua pequena dimensão, vasta área de superfície e elevada reatividade, são frequentemente difíceis de considerar pelos modelos regulamentares tradicionais. Estas caraterísticas únicas exigem uma estratégia regulamentar personalizada que possa atenuar os riscos e promover a inovação[243].

Desafios na regulamentação das nanotecnologias

1. **Propriedades únicas e riscos dos nanomateriais**

   Os nanomateriais têm caraterísticas físicas, químicas e biológicas distintas que os distinguem dos seus homólogos a granel. Estas caraterísticas podem influenciar o modo como interagem com os sistemas biológicos, levantando questões de segurança imprevistas. As nanopartículas, por exemplo, têm a capacidade de atravessar barreiras biológicas, acumular-se nos tecidos e até ser venenosas[244]. Dado que as técnicas convencionais de avaliação da segurança foram criadas para materiais a granel e podem não ter totalmente em conta o comportamento das nanopartículas, os actuais quadros regulamentares não estão necessariamente preparados para analisar estas preocupações específicas.

2. **Falta de definições padronizadas e protocolos de teste**

   A falta de critérios e procedimentos de ensaio estabelecidos é um dos principais obstáculos à regulamentação das nanotecnologias. Uma vez que o termo "nanomaterial" se refere a uma vasta gama de materiais com várias propriedades, é difícil desenvolver normas coerentes para a avaliação da segurança. Além disso, as actuais técnicas de ensaio podem não ser suficientemente sensíveis para identificar impactos exclusivos das nanopartículas, como interações a nível molecular ou contextos biológicos complicados[245]. Esta falta de normalização torna as avaliações regulamentares mais difíceis e impede as tentativas de desenvolver normas internacionais uniformes.

3. **Natureza dinâmica e em rápida evolução do domínio**

   Para as entidades reguladoras, os rápidos avanços da nanotecnologia representam mais uma dificuldade. As aplicações e os nanomateriais estão sempre a desenvolver-se, ultrapassando frequentemente a criação de regulamentos relacionados. Este facto provoca um desfasamento entre a inovação e a regulamentação, o que pode permitir o lançamento de produtos sem uma avaliação de segurança exaustiva. Além disso, como as responsabilidades regulamentares podem abranger várias agências e indústrias, a natureza interdisciplinar da nanotecnologia torna a monitorização mais difícil[246].

4. **Abordagens actuais da regulamentação**

1. **Princípio da precaução**

   O princípio da precaução, que sublinha a prudência face à incerteza científica, é adotado por várias organizações reguladoras. Com esta estratégia, os produtores devem provar a segurança dos seus produtos baseados na nanotecnologia antes de os lançarem no mercado. A imposição de normas rigorosas de testes pré-comercialização pode inibir a inovação, embora possa ajudar a evitar danos[247].

2. **Regulamentação baseada no risco**

   Os métodos baseados no risco avaliam os possíveis riscos dos nanomateriais, tendo em conta as suas propriedades únicas, incluindo a química da superfície, a dimensão e a forma. Ao concentrar os esforços regulamentares em materiais e utilizações de alto risco, estes enquadramentos procuram chegar a um compromisso entre segurança e inovação. Por exemplo, os requisitos relativos aos nanomateriais foram implementados pelo programa REACH (Registo, Avaliação, Autorização e Restrição de Produtos Químicos) da União Europeia, que exige dados de segurança abrangentes para os compostos fabricados à escala nanométrica[248].

3. **Vigilância pós-comercialização**

   Outro elemento crucial da regulamentação da nanotecnologia é a vigilância pós-comercialização. Isto implica manter um olho nos produtos depois de chegarem ao mercado para detetar quaisquer perigos imprevistos ou consequências negativas. Para garantir a segurança contínua das utilizações das nanotecnologias, estes sistemas dependem de fortes procedimentos de notificação e de cooperação entre produtores, autoridades e investigadores[249].

4. Esforços regulamentares globais

1. **Estados Unidos**

   A Food and Drug Administration (FDA), a Environmental Protection Agency (EPA) e a Occupational Safety and Health Administration (OSHA) são algumas das agências que regulam conjuntamente a nanotecnologia nos Estados Unidos. Aplicações como os medicamentos, o ambiente ou a segurança no local de trabalho são a tónica de cada agência. No entanto, a coordenação entre estas organizações ainda é difícil e está a ser feito um trabalho para criar regulamentos mais unificados para os nanomateriais[250].

2. **União Europeia**

   Com a implementação de determinados regulamentos ao abrigo dos regimes REACH e CLP (Classificação, Rotulagem e Embalagem), a União Europeia tem estado na vanguarda da regulamentação da nanotecnologia. Com o objetivo de proporcionar mais transparência aos clientes, a UE exige ainda que os produtos alimentares e cosméticos sejam rotulados com os nanomateriais que contêm. Apesar destes desenvolvimentos, os detractores afirmam que, para lidar com novas ameaças e manter a confiança do público na nanotecnologia, são necessárias restrições mais extensas[248].

3. **Ásia e outras regiões**

   Os países asiáticos, incluindo a China, o Japão e a Coreia do Sul, também estão a criar legislação para controlar a nanotecnologia. Estas iniciativas abordam frequentemente problemas de segurança, ao mesmo tempo que promovem a criatividade. No entanto, o ambiente regulamentar é ainda desarticulado, com diferenças notáveis nas normas e metodologias nacionais[251].

4. **Direcções futuras**

1. **Desenvolvimento de normas internacionais**

   São desesperadamente necessárias normas internacionais e leis unificadas para lidar com o carácter global da nanotecnologia. Estão a ser desenvolvidas orientações para a utilização e gestão seguras dos nanomateriais por grupos como a Organização para a Cooperação e Desenvolvimento Económico (OCDE) e a Organização Internacional de Normalização (ISO)[252].

2. **Integração de ferramentas avançadas e partilha de dados**

   Os desenvolvimentos na análise de grandes volumes de dados, no rastreio de elevado rendimento e na modelização computacional oferecem a possibilidade de aumentar a eficácia e a precisão das avaliações de segurança dos nanomateriais. Além disso, os programas internacionais de partilha de dados podem ajudar as entidades reguladoras a ter acesso aos resultados mais recentes da investigação e a utilizar os conhecimentos especializados do grupo para orientar as escolhas políticas[253].

3. **Envolvimento do público e transparência**

   A transparência e a participação do público são cruciais para promover a confiança nas nanotecnologias. A resposta às preocupações da sociedade e a garantia de que os quadros regulamentares representam os valores do público podem ser conseguidas através de sistemas de participação das partes interessadas e de uma comunicação clara sobre as vantagens e os riscos das nanotecnologias[254].

c. **Tendências futuras:**

Quando se trata de resolver algumas das questões globais mais importantes, a nanotecnologia tem o potencial de ser revolucionária. A fim de otimizar as vantagens socioeconómicas e ambientais da nanotecnologia, os investigadores estão a concentrar-se em práticas sustentáveis, materiais biocompatíveis e integração multidisciplinar com outras tecnologias em desenvolvimento, em resultado dos contínuos avanços neste sector. Ao reduzir os possíveis riscos, estas tendências procuram garantir a viabilidade, a segurança e a eficácia a longo prazo das aplicações à nanoescala[255].

Nanotecnologia sustentável

A investigação sobre os efeitos dos nanomateriais no ambiente e na ecologia tornou-se crucial. O objetivo da nanotecnologia sustentável é criar materiais e processos que utilizem menos recursos e produzam menos resíduos. Isto implica a utilização de métodos de síntese ecológicos, que utilizam agentes redutores não tóxicos, matérias-primas renováveis e solventes que são seguros para o ambiente. Por exemplo, a síntese de nanopartículas utilizando microrganismos e extractos à base de plantas está a ser investigada como um substituto ambientalmente benigno dos processos químicos tradicionais[256].

Além disso, a nanotecnologia está a ser utilizada para criar tecnologias e materiais que facilitam a utilização de fontes de energia renováveis. A transição para sistemas energéticos sustentáveis está a ser ajudada por inovações como dispositivos de armazenamento de energia, incluindo baterias nanoestruturadas, células solares eficazes que utilizam pontos quânticos e catalisadores nanoestruturados para a criação de hidrogénio[257]. A fim de reduzir o impacto ambiental dos nanomateriais, os cientistas estão também a procurar formas de melhorar a sua reciclabilidade[258].

Materiais biocompatíveis e funcionais

Os nanomateriais biocompatíveis estão a tornar-se cada vez mais procurados, especialmente para aplicações biomédicas. Os materiais são perfeitos para a administração de medicamentos, engenharia de tecidos e implantes médicos, porque a biocompatibilidade garante que interagem com os sistemas biológicos de uma forma segura. O objetivo da investigação é criar nanomateriais biocompatíveis que também possam realizar tarefas específicas, incluindo biodegradação controlada ou administração de medicamentos específicos. Por exemplo, os nanocarreadores à base de lípidos e as nanopartículas poliméricas estão a ser aperfeiçoados para aplicação na medicina de precisão, a fim de melhorar os resultados terapêuticos e minimizar os efeitos adversos[259].

As preocupações com a acumulação de nanopartículas no ambiente e no corpo estão também a ser abordadas pelo desenvolvimento de nanomateriais biodegradáveis. Depois de cumprirem a função a que se destinam, estes materiais decompõem-se em subprodutos não tóxicos, o que é coerente com os objectivos de segurança e sustentabilidade[260].

Integração com tecnologias emergentes

Devido à sua adaptabilidade, a nanotecnologia pode ser facilmente incorporada noutros domínios de ponta, abrindo novas vias para descobertas revolucionárias. Entre os domínios cruciais de integração contam-se:

1. **Inteligência artificial (IA) e aprendizagem automática**
   Os nanomateriais estão a ser rapidamente concebidos e optimizados com a utilização da IA e da aprendizagem automática. Com a ajuda destas tecnologias, os cientistas podem encontrar aplicações mais eficazes, acelerar os processos de síntese e prever as caraterísticas dos nanomateriais. Por exemplo, o desenvolvimento de novos materiais para aplicações energéticas, electrónicas e médicas pode ser acelerado através da utilização de algoritmos de aprendizagem automática para examinar vastos conjuntos de dados e encontrar padrões no comportamento das nanopartículas[261].
2. **Computação quântica**
   Os domínios da biologia computacional, da ciência dos materiais e da criptografia poderão sofrer alterações radicais se a nanotecnologia e a computação quântica forem combinadas. O potencial de nanomateriais como o grafeno e os isoladores topológicos para desenvolver dispositivos de computação quântica mais eficazes está a ser investigado num esforço para fazer avançar esta tecnologia revolucionária[262].
3. **Biotecnologia e biologia sintética**
   O avanço da biologia sintética e das aplicações biotecnológicas é grandemente favorecido pela nanotecnologia. Os sistemas de entrega de genes, os biossensores e as células artificiais estão a ser fabricados com nanomateriais. Por exemplo, a engenharia de tecidos está a progredir graças aos suportes nanoestruturados e os processos biológicos podem agora ser monitorizados em tempo real a escalas nunca antes vistas, graças aos nanosensores[263].

4. **Internet das Nano-Coisas (IoNT)**

A integração de sensores e dispositivos à nanoescala no ecossistema da Internet das Coisas (IoT) é a ideia subjacente à IoNT. A monitorização e o controlo avançados são possíveis graças a esta integração em domínios como as operações industriais, os cuidados de saúde e a gestão ambiental. Por exemplo, os nanosensores ambientais podem identificar contaminantes a baixas concentrações para permitir a adoção de medidas preventivas, enquanto os nanosensores integrados na tecnologia wearable podem monitorizar métricas de saúde em tempo real[264].

5. **Considerações éticas e sociais**

R s investigadores e decisores políticos estão cada vez mais conscientes das ramificações éticas e societais das nanotecnologias, à medida que estas se vão integrando cada vez mais na vida quotidiana. Os progressos sustentáveis neste domínio dependem da resolução das questões de privacidade com os nanosensores, da garantia de um acesso justo aos avanços nanotecnológicos e do incentivo à participação do público. Para maximizar os benefícios societais da nanotecnologia e promover a confiança do público, é crucial uma comunicação transparente e procedimentos inclusivos de tomada de decisões[265].

7. Conclusão:

Na vanguarda do progresso científico, a nanotecnologia torna possível a manipulação da matéria às escalas atómica e molecular, que se situam normalmente entre 1 e 100 nanómetros. Esta capacidade especial permite a produção de materiais com qualidades melhoradas que não estão presentes nos seus homólogos a granel, resultando em avanços importantes numa série de disciplinas, incluindo a ciência ambiental, a eletrónica, a medicina e a energia. Sistemas de administração de medicamentos direcionados, soluções eficazes de armazenamento de energia e procedimentos sofisticados de remediação ambiental são apenas algumas das novas utilizações possibilitadas pela capacidade de modificar as propriedades dos materiais à nanoescala. Embora Richard Feynman tenha popularizado a ideia de nanotecnologia em 1959, só no final do século XX é que os desenvolvimentos tecnológicos, especialmente no domínio da microscopia, tornaram possível a sua aplicação no mundo real. A investigação e o desenvolvimento no domínio da nanotecnologia ganharam uma notoriedade e um investimento consideráveis devido à descoberta de nanomateriais como os nanotubos de carbono e os pontos quânticos.

As aplicações da nanotecnologia são numerosas e diversificadas. As nanopartículas estão a ser utilizadas na indústria biomédica para administrar medicamentos, melhorando a solubilidade e a biodisponibilidade das substâncias medicinais e reduzindo os efeitos adversos. As nanopartículas reforçam os métodos de imagiologia no diagnóstico, oferecendo maior contraste e sensibilidade para a identificação precoce de doenças. Os nanomateriais são utilizados em aplicações ambientais, como a gestão da poluição e a purificação da água, onde eliminam eficazmente os poluentes e aumentam a sustentabilidade.

As caraterísticas e utilizações variadas das nanopartículas são realçadas pela sua classificação em grupos que incluem nanopartículas metálicas, poliméricas e cerâmicas. Desde a biocompatibilidade das nanopartículas poliméricas até às qualidades catalíticas das nanopartículas metálicas, cada tipo tem vantagens especiais que as tornam adequadas para uma série de aplicações industriais e medicinais.

Mesmo com o futuro brilhante da nanotecnologia, há ainda obstáculos a ultrapassar, especialmente nos domínios da segurança, toxicidade e regulamentação. Devido às suas caraterísticas especiais, as nanopartículas podem interagir com os sistemas biológicos de formas inesperadas, o que exige uma investigação cuidadosa sobre os riscos para a saúde humana. São necessárias definições e testes normalizados procedimentos para garantir a segurança e, ao mesmo tempo, promover a inovação, uma vez que os quadros regulamentares têm dificuldade em acompanhar as rápidas mudanças.

Prevê-se que os desenvolvimentos futuros sejam alimentados por desenvolvimentos em materiais biocompatíveis, nanotecnologia sustentável e integração com tecnologias de ponta como a inteligência artificial e a computação quântica. Estes avanços procuram atenuar os possíveis riscos, optimizando simultaneamente as vantagens sociais e ambientais da nanotecnologia. Para atravessar a complexidade da nanotecnologia e garantir a sua aplicação segura e eficiente numa variedade de disciplinas, os cientistas, as partes interessadas da indústria e as agências reguladoras terão de colaborar e realizar investigação contínua à medida que o campo se desenvolve.

8. Referências:

1. Roco MC. Nanotecnologia: Uma fronteira para a pesquisa interdisciplinar. Journal of Nanoparticle Research. 2003;5(1):1-9.
2. Iijima S. Helical microtubules of graphitic carbon. Nature. 1991;354(6348):56-58. Dresselhaus MS, Dresselhaus G, Jorio A. Carbon nanotubes: A review of the state of the art. Physics Reports. 2001;409(2):47-99.
3. Zhang Y, Kim W, Lee J. Carbon nanotubes: Uma visão geral das suas aplicações e potenciais riscos para a saúde. Nanotechnology. 2005;16(9):1029-1036.
4. Alivisatos AP. Nanocristais: Building blocks for a new nanotechnology. Journal of Materials Chemistry. 2004;14(12):2019-2028.
5. Varanasi VK, Bhushan B. Gold and silver nanostructures for biomedical applications (Nanoestruturas de ouro e prata para aplicações biomédicas). Jornal de Física Aplicada. 2012;111(10):104301.
6. Seymour LW, Lee M. Nanotechnology in drug delivery and cancer therapy: Clinical applications. Advanced Drug Delivery Reviews. 2008;60(10):1018-1032.
7. Jain RK, Stylianopoulos T. Delivering nanomedicine to solid tumors. Nature Reviews Clinical Oncology. 2010;7(11):653-664.
8. Lewis NS, Nocera DG. Powering the planet: Chemical challenges in solar energy utilization (Desafios químicos na utilização da energia solar). Actas da Academia Nacional de Ciências. 2006;103(43):15729-15735.
9. Baker RT, Xie Y, Kato K. Nanotecnologia em aplicações energéticas: Materiais e dispositivos. Energy & Environmental Science. 2010;3(6):902-914.
10. Kumar M, Ahamad M. Environmental nanotechnology: Applications and sustainability. Journal of Environmental Management. 2015;163:162-171.
11. Chopra K, Pandey AK. Nanotecnologia no tratamento da água: A review. Environmental Toxicology and Chemistry. 2009;28(10):2133-2140.
12. Oberdörster G, Oberdörster E, Oberdörster J. Nanotoxicologia: Uma disciplina emergente que evolui a partir de estudos de partículas ultrafinas. Environmental Health Perspectives. 2005;113(7):823-839.
13. Hussain S, Rowe B, Dufresne R. Health risks of nanomaterials: A review of studies in vivo and in vitro. Nanotechnology. 2007;18(4):045710.
14. Maynard AD, Aitken R, Butz T, Colvin V, Sipp S. Safe handling of

nanotechnology. Nature. 2006;444(7117):267-269.

15. Feynman RP. Há muito espaço no fundo. Caltech, 1959. Disponível em: https://www.its.caltech.edu/~feynman/plenty.html
16. Binnig G, Rohrer H. Microscópio de túnel de varrimento. Physical Review Letters. 1982;49(1):57-61.
17. Garcia R, Perez R. Métodos dinâmicos de microscopia de força atómica. Surface Science Reports. 2002;47(6-8):197-301.
18. Iijima S. Helical microtubules of graphitic carbon. Nature. 1991;354(6348):56-58.
19. Alivisatos AP. Semiconductor clusters, nanocrystals, and quantum dots. Science. 1996;271(5251):933-937.
20. Conselho Nacional de Ciência e Tecnologia. A iniciativa nacional no domínio das nanotecnologias: Strategic Plan. Washington, DC: Gabinete Executivo do Presidente; 2007.
21. Roco MC, Bainbridge WS, Tonn B, Whitesides GM. Converging technologies for improving human performance. Springer; 2002.
22. Allen TM, Cullis PR. Lipossomas: A practical approach. Oxford University Press; 1990.
23. Langer R, Tirrell DA. Conceber materiais para a biologia e a medicina. Nature. 2004;428(6982):487-492.
24. Allen TM. Pharmaceutical strategies for overcoming the physiological barriers to drug delivery (Estratégias farmacêuticas para ultrapassar as barreiras fisiológicas à administração de medicamentos). Therapeutic Delivery. 2014;5(2):193-210.
25. Arico AS, Bruce P, Scrosati B, Tarascon JM, Van Schalkwijk W. Nanostructured materials for advanced energy conversion and storage devices. Nature Materials. 2005;4(5):366-377.
26. Yang L, Wang L, Chen Z, Liu Y. Materiais nanoestruturados para armazenamento e conversão de energia. Advanced Materials. 2010;22(1):E45-E64.
27. Li J, Liu H, Feng Y, Xu L, Li Y. Materiais nanoestruturados para baterias de iões de lítio. Jornal de Ciência e Tecnologia de Materiais. 2014;30(7):670-677.
28. Kumar M, Ahamad M. Environmental nanotechnology: Applications and sustainability. Journal of Environmental Management. 2015;163:162-171.
29. Lien H, Hoang S, Chiu H. Limpeza ambiental com recurso à nanotecnologia: A

review. Journal of Nanoscience and Nanotechnology. 2011;11(12):1173-1181.

30. Vigneswaran S, Kandasamy J, Kwon Y. Aplicação da nanotecnologia no tratamento da água. Investigação sobre a água. 2015;68:338-357.

31. Tjong SC. Materiais nanocristalinos e suas aplicações. Ciência e Engenharia de Materiais: R: Relatórios. 2005;49(1-2):1-44.

32. Chawla KK, Tiwari A. Nanocomposites: Materials, processing and applications. Springer; 2013.

33. Wang X, Zhang W, Li L, Li S, Yang B. Fabrico e aplicações de revestimentos nanoestruturados. Jornal de Ciência e Tecnologia de Materiais. 2014;30(3):189-196.

34. Astruc D, Lu F, Aranzaes JR. Nanopartículas de ouro: Assembly, Supramolecular chemistry, quantum-size-related properties, and applications towards biology, catalysis, and nanotechnology. Chemistry - A European Journal. 2005;11(10):3877-3891.

35. Hao E, Wang Z, Liu G, et al. Síntese e propriedades catalíticas de nanopartículas de ouro. Journal of Catalysis. 2004;223(1):170-174.

36. Tao F, Xu W, Zhang X, et al. Nanopartículas de ouro como catalisadores eficazes em reacções orgânicas. ChemCatChem. 2010;2(1):43-56.

37. Kumar M, Ahamad M. Environmental nanotechnology: Applications and sustainability. Journal of Environmental Management. 2015;163:162-171.

38. Kim C, Lee JH, Choi K, et al. Gold nanoparticles for cancer therapy and imaging. Advanced Drug Delivery Reviews. 2010;62(3):149-160.

39. Hao Z, Zong C, Wang H, et al. Gold nanoparticles for targeted drug delivery and cancer therapy. Jornal de Libertação Controlada. 2009;138(2):100-107.

40. Pooja D, Bhardwaj K, Sharma R, et al. Silver nanoparticles as a therapeutic agent for infection prevention and control. Journal of Nanoscience and Nanotechnology. 2012;12(5):3770-3777.

41. Sondi I, Salopek-Sondi B. Nanopartículas de prata como agente antimicrobiano: Um estudo de caso sobre E. coli como modelo para bactérias Gram-negativas. Journal of Colloid and Interface Science. 2004;275(1):177-182.

42. Li J, Jiang H, Wang Y, et al. Anticancer activity of silver nanoparticles. Journal of Nanoscience and Nanotechnology. 2011;11(4):3497-3502.

43. Shahverdi AR, Minaeian S, Shahverdi HR, et al. Efeitos antibacterianos das

nanopartículas de prata nos isolados clínicos de Enterococcus faecalis e Escherichia coli resistentes aos antibióticos. Nanomedicina: Nanotecnologia, Biologia e Medicina. 2007;3(1):1-5.

44. Wang Y, Choi W, Park D. Platinum nanoparticles as efficient catalysts for fuel cell applications. Journal of Power Sources. 2009;194(2):761-772.
45. Ebrahimian T, Sadeghpour S, Heidari M, et al. Platinum nanoparticles and their anticancer applications. Jornal de Nanociência e Nanotecnologia. 2015;15(7):5386-5394.
46. Zhang X, Wang S, Li Z, et al. Platinum-based nanoparticles for imaging and drug delivery. Jornal de Nanotecnologia Biomédica. 2011;7(5):761-773.
47. Zhang L, Pornpattananangkul D, Hu C, et al. Development of nanoparticles for drug delivery in cancer therapy. Jornal de Libertação Controlada. 2012;163(3):249-258.
48. Lee JH, Lee Y, Park H, et al. Polymeric nanoparticles for controlled drug delivery and tumor targeting. Journal of Drug Targeting. 2006;14(7):423-432.
49. Mura S, Nicolas J, Couvreur P. Polymeric nanoparticles as pharmaceutical carriers. Current Drug Targets. 2013;14(3):130-149.
50. Allen TM, Cullis PR. Lipossomas: A practical approach. Oxford University Press; 1990.
51. Moghimi SM, Hunter AC, Murray JC. Nanomedicina: Situação atual e perspectivas futuras. FASEB Journal. 2005;19(3):311-330.
52. Chono Y, Seki T, Ueno M, et al. Desenvolvimento de nanopartículas poliméricas modificadas à superfície para a administração de fármacos específicos na terapia do cancro. Advanced Drug Delivery Reviews. 2012;64(1):14-25.
53. Reineke J, Hsu H, Saucier-Sawyer J, et al. Polymeric nanoparticles for the delivery of therapeutic genes and siRNA. Molecular Pharmaceutics. 2009;6(5):1086-1102.
54. Wang Y, Cheng C, Lee H, et al. Polymeric nanoparticles for gene delivery: State of the art and future perspectives. Journal of Controlled Release. 2008;130(3):264-274.
55. Liu Y, Wu H, Zhang X, et al. Polymeric nanoparticles as vaccine delivery systems: Uma visão geral. Desenvolvimento de medicamentos e farmácia industrial. 2010;36(4):389-397.
56. Attarwala H, Badhan R, Desai M, et al. Nanopartículas poliméricas para administração de vacinas: A review. Revisões avançadas de entrega de medicamentos.

2014;66:1-13.

57. Silva J, Lopes FM, Ribeiro AJ, et al. Nanopartículas poliméricas para medicina personalizada no tratamento do cancro. Journal of Nanoscience and Nanotechnology. 2015;15(3):2004-2022.

58. Kumar M, Ahamad M. Environmental nanotechnology: Applications and sustainability. Journal of Environmental Management. 2015;163:162-171.

59. Wang F, Li L, Xu C, et al. Ceramic nanoparticles in electronics and catalysis: Advances and applications. Journal of Materials Chemistry. 2013;23(45):22401-22415.

60. Diéguez J, Fernández R, Rodríguez JA. Nanopartículas de óxido de zinco em eletrónica: Desenvolvimentos recentes e aplicações. Journal of Electronic Materials. 2010;39(12):2083-2092.

61. Zhang X, Chen G, Zhang J, et al. ZnO-based nanostructures for electronic devices and applications. Jornal de Física Aplicada. 2011;109(6):064312.

62. Das S, Kumar R. Dielectric properties of ceramic nanoparticles for miniaturized electronic applications. Jornal de Física Aplicada. 2013;113(2):024106.

63. Tsuchida K, Inoue Y, Yoshikawa M, et al. Aplicações de nanopartículas de óxido metálico como catalisadores em processos ambientais e energéticos. Journal of Catalysis. 2011;280(1):111-121.

64 Zhang L, Wang J, Tang C, et al. Nanopartículas de óxido de cério como catalisadores em conversores catalíticos para automóveis. Catalysis Today. 2012;186(1):32-42.

65. Palomino RA, Campelo JM, García S, et al. Ceramic nanoparticles as catalysts in fine chemical and biofuel production. Chemical Engineering Journal. 2014;254:325-332.

66. Pati R, Pradhan S, Sahoo S. Nanopartículas de óxido de titânio e de cério para aplicações relacionadas com a energia: Células solares e células de combustível. Energy Conversion and Management. 2014;77:151- 162.

67. Alivisatos AP, Gu W, Larabell C. Nanocrystals as novel materials for biological imaging. Revisão Anual de Engenharia Biomédica. 2005;7:55-76.

68. Jain PK, Huang X, El-Sayed IH, et al. Metais nobres à nanoescala: Optical and photothermal properties and applications in imaging, sensing, and medicine. Contas da Investigação Química. 2008;41(12):1578-1586.

69. Gupta A, Gupta M. Synthesis and applications of iron oxide nanoparticles (Síntese e aplicações de nanopartículas de óxido de ferro). Journal of Nanoscience and Nanotechnology. 2005;5(3):301-313.

70. Moghimi SM, Hunter AC, Murray JC. Nanomedicina: Situação atual e perspectivas futuras. FASEB Journal. 2005;19(3):311-330.

71. Iyer AK, Gupta R, Bhaskaran S, et al. Exploring surface-engineered nanocarriers for targeted drug delivery. Drug Discovery Today. 2006;11(7-8):347-354.

72. Ruan L, Xie Z, Zhang X, et al. Shape-dependent cellular uptake and intracellular trafficking of nanoparticles. Nanotechnology. 2010;21(9):095101.

73. Yu X, Chen Y, Lu W, et al. Absorção celular de nanopartículas poliméricas para administração de fármacos dependente do tamanho e da forma. Nanomedicina: Nanotecnologia, Biologia e Medicina. 2013;9(3):312-321.

74. Winkle M, Grinstaff MW. A forma é importante: The effects of nanoparticle shape on the cellular uptake and therapeutic efficiency. Jornal de Libertação Controlada. 2013;166(1):63-70.

75. Dykman L, Khlebtsov N. Gold nanoparticles in biomedical applications (Nanopartículas de ouro em aplicações biomédicas). Journal of Nanoparticle Research. 2011;13(2):257-263.

76. Hainfeld JF, Slatkin DN, Focella TM, et al. Nanopartículas de ouro: Um novo agente de contraste de raios X. British Journal of Radiology. 2006;79(938):209-212.

77. Mussi V, Stanzione F, Montagnaro S, et al. Size-dependent optical properties of silver nanoparticles for bioimaging applications. Journal of Nanoparticle Research. 2014;16(7):1-9.

78. Lee JH, Lee Y, Park H, et al. Polymeric nanoparticles for controlled drug delivery and tumor targeting. Journal of Drug Targeting. 2006;14(7):423-432.

79. Zhang L, Gu F, Chan JM, et al. Nanopartículas em medicina: Therapeutic applications and developments. Clinical Pharmacology & Therapeutics. 2008;83(5):639-648.

80. Torchilin VP. Recent advances with liposomes as pharmaceutical carriers. Nature Reviews Drug Discovery. 2005;4(2):145-160.

81. Dykman L, Khlebtsov N. Gold nanoparticles in biomedical applications (Nanopartículas de ouro em aplicações biomédicas). Journal of Nanoparticle

Research. 2011;13(2):257-263.

82. Hunter AC, Jones M, Chisholm J, et al. The influence of surface charge on the cellular uptake of nanoparticles. Journal of Controlled Release. 2008;126(1):1-8.
83. Allen TM, Cullis PR. Liposomal drug delivery systems: From concept to clinical applications. Advanced Drug Delivery Reviews. 2013;65(1):36-48.
84. Liu Y, Zhang J, Wang Q, et al. Role of surface charge in the cellular uptake and biodistribution of nanoparticles. Jornal Internacional de Nanomedicina. 2011;6:1025-1033.
85. Dufes C, Uchegbu IF, Schatzlein AG. Dendrímeros na entrega de genes. Advanced Drug Delivery Reviews. 2005;57(15):2177-2202.
86. Allen TM, Moase EH, Chaubal MV, et al. Phospholipid-based liposomal drug delivery systems. The Journal of Liposome Research. 2001;11(1-2):1-8.
87. Moghimi SM, Hunter AC, Murray JC. Nanomedicina: Situação atual e perspectivas futuras. FASEB Journal. 2005;19(3):311-330.
88. Wang L, Sumer B, Gao J. Functionalized nanoparticles for targeted molecular imaging and therapy. Advanced Drug Delivery Reviews. 2011;63(3):156-167.
89. Chompoosor A, Ghosh P, Rotello VM. Gold nanoparticles for drug delivery and imaging. Nanomedicina. 2008;3(3):329-334.
90. Faraji AH, Wipf P. Nanoparticles in cellular drug delivery. Bioorganic & Medicinal Chemistry. 2009;17(8):2950-2962.
91. Zhou Y, Yang Z, Wang Y, et al. Fresagem mecânica para a produção de nanopartículas: Uma revisão. Journal of Materials Science. 2012;47(3):1374-1385.
92. Sengupta A, Misra R, Sanyal A. Nanoparticles in materials science: A review of synthesis and applications. Nanotechnology Reviews. 2015;4(1):5-18.
93. Rani A, Singh N, Sharma V, et al. Mechanical alloying for the synthesis of nanomaterials (Ligas mecânicas para a síntese de nanomateriais). Ciência e Engenharia dos Materiais: B. 2014;185:33-45.
94. Alivisatos AP. A promessa da nanotecnologia. Science. 2004;303(5661):2003-2004.
95. Singh D, Sharma S, Kumar S, et al. Contaminação e seu controlo durante a moagem mecânica: A review. Journal of Nanomaterials. 2016;2016:1461574.
96. Raabe D, Baumeister S, Wulff M. Influência dos agentes de controlo do processo na

dimensão das partículas e na aglomeração na moagem mecânica de pós metálicos. Jornal de Metalurgia do Pó. 2017;60(3):200-208.

97. Garg A, Kumar A, Saini R, et al. Otimização dos parâmetros do processo de moagem mecânica para redução do tamanho de nanopartículas. Jornal de Tecnologia de Processamento de Materiais. 2013;213(7):1084-1092.

98. Taratula O, Garbuzenko O, Minko T. Nanoparticle-based composite materials for targeted drug delivery. Nanomedicina: Nanotecnologia, Biologia e Medicina. 2014;10(7):957-966.

99. Liu Z, Lee H, Xie L, et al. Técnicas de litografia para o fabrico de dispositivos semicondutores . Journal of Microelectronics and Solid-State Electronics (Jornal de Microeletrónica e Eletrónica de Estado Sólido). 2012;45(2):120-130.

100. Xu J, Zhang Z, Yang Z, et al. Photolithography and its role in semiconductor manufacturing. Semiconductor Science and Technology. 2008;23(7):0132-0139.

101. Chen P, Chang C, He S, et al. Litografia ultravioleta extrema para sub-5 nm dispositivos semicondutores. Journal of Vacuum Science & Technology B. 2019;37(6):06G503.

102. Wang Y, Zhao X, Yang X, et al. Advances in extreme ultraviolet lithography for semiconductor manufacturing (Avanços na litografia ultravioleta extrema para fabrico de semicondutores). Journal of Micro/Nanolithography, MEMS, and MOEMS. 2018;17(4):043507.

103. Matsuoka M, Nishimura M, Nishida K, et al. Recent advances in extreme ultraviolet lithography technology and its applications to semiconductor manufacturing. Journal of

a Sociedade de Exibição de Informações. 2017;25(4):261-268.

104. Hwang S, Lee Y, Choi M, et al. Towards the next generation of semiconductor manufacturing: EUV lithography for 5 nm node and beyond. Journal of Semiconductor Tecnologia e Ciência. 2019;19(6):768-775.

105. Chou SY, Keimel C, Guo L, et al. Nanoimprint lithography. Journal of Vacuum Science & Technology B. 2009;27(6):2888-2899.

106. Bietsch A, Zambelli T, Michel B, et al. Nanoimprint lithography for high-throughput

fabrico de nanoestruturas. Journal of Vacuum Science & Technology B.

2010;28(6):2077-2082.

107. Stieg AZ, Derycke V, Kearns JD, et al. Electron-beam lithography for semiconductor applications: Perspectivas actuais e futuras. Journal of MicrofNanolithography, MEMS,
e MOEMS. 2015;14(3):033501.

108. Ernst A, Matsui Y, Sekiguchi S, et al. Electron-beam lithography: Fundamentals and applications in semiconductor manufacturing (Fundamentos e aplicações no fabrico de semicondutores). Journal of Materials Science: Materiais em
Eletrónica. 2017;28(4):346-354.

109. Saltzman K, Karle W, Fréchet J, et al. Litografia de raios X: Advancements and challenges. Journal of Materials Science. 2014;49(24):8072-8083.

110. Thompson CM, Christenson ML, Goldstein AD, et al. Semicondutor de próxima geração
fabrico: Desafios e soluções na modelação à nanoescala. Jornal de Microlitografia, Microfabricação e Microsistemas. 2020;19(1):013501.

111. Khanna P, Santos M, Muthukumar A, et al. Emerging trends in nanoscale lithography for semiconductor fabrication (Tendências emergentes na litografia à escala nanométrica para o fabrico de semicondutores). Ciência e Engenharia dos Materiais: R: Relatórios. 2019;136:53-67.

112. Pinaud D, Kiani A, Zhang L, et al. Etching techniques for nanostructure fabrication in semiconductor devices. Journal of Nanoscience and Nanotechnology. 2016;16(4):3591-3600.

113. Raghunathan V, Padmanaban P, Kumar R, et al. Técnicas de gravação húmida em nanofabricação: A review of advances. Journal of Materials Science. 2015;50(22):7081-7089.

114. Oehr C, Salomon R, Binder A, et al. Wet chemical etching for semiconductor and nanoscale devices. Journal of Vacuum Science & Technology B. 2004;22(2):908-916.

115. Hunsperger RP. Ótica integrada: Teoria e tecnologia. 4ª ed. Boston: Springer Science & Business Media; 2009.

116. Moutanabbir O, Thevenot N, Meier J. Planarização químico-mecânica para o fabrico de semicondutores: Uma revisão. Jornal de Tecnologia de Processamento de Materiais. 2013;213(7):1244-1254.

117. Sze SM, Ng KK. Physics of semiconductor devices. 3ª ed. Hoboken, NJ: Wiley; 2007.

118. Esfandiar A, Ghaznavi M, Roulston J. Plasma etching in nanostructure fabrication: Desafios e desenvolvimentos. Jornal de Ciência e Tecnologia do Vácuo A. 2016;34(6):060801.

119. Cummings MA, Chang S, Lin Q. Gravura iónica reactiva para o fabrico de dispositivos à nanoescala: Uma revisão exaustiva. Jornal de Nanomateriais. 2017;2017:5416719.

120. Ferraro M, Schaffer R, Ross R, et al. Development of reactive ion etching processes for nanoscale patterning of semiconductor materials. Journal of Microelectronics and Solid-State Electronics. 2013;42(9):1407-1412.

121. Soni K, Patel M, Rawat P, et al. Atomic layer etching: A novel approach for atomic-level precision in nanostructure fabrication. Ciência e Engenharia de Materiais R. 2018;123:1-18.

122. Lee S, Yoon J, Kim M, et al. Etching processes for semiconductor device scaling: Issues and solutions. Jornal de Tecnologia e Ciência de Semicondutores. 2019;19(5):497-509.

123. Seong J, Moon K, Kim H, et al. Challenges in the etching of nanoscale devices: A comprehensive review of material and process considerations. Journal of Micro/Nanolithography, MEMS, and MOEMS. 2017;16(3):031306.

124. Li W, Zhang X, Zhao Z, et al. Técnicas de deposição de vapor químico para deposição de película fina em dispositivos semicondutores. Jornal de Física Aplicada. 2016;119(3):032701.

125. Chen H, Wang Y, Qiu W, et al. Revisão da deposição de vapor químico para aplicações de semicondutores. Journal of Vacuum Science & Technology A. 2015;33(6):061301.

126. Vasquez O, Dutta M, Ramaswamy V. Chemical vapor deposition in the production of thin films: Uma revisão. Ciência e Engenharia de Materiais: R: Relatórios. 2017;118:1-17.

127. You J, Lee J, Kim D, et al. Caracterização e aplicações de películas finas fabricadas por deposição química de vapor. Jornal de Ciência dos Materiais. 2018;53(10):7245-7258.

128. Sutter P, Tikhomirov V, et al. Deposição de vapor químico a baixa pressão de películas de polissilício para aplicações em semicondutores. Thin Solid Films. 2013;539:229-234.

129. Choi H, Kim K, Lee S. Deposition of silicon oxide and silicon nitride thin films by low pressure chemical vapor deposition (LPCVD) for photovoltaic applications. Jornal de Ciência dos Materiais: Materials in Electronics. 2019;30(9):8619-8628.

130. Wang D, Zhang Y, Liu X, et al. Deposição de vapor químico à pressão atmosférica para deposição de película fina. Jornal de Ciência e Tecnologia de Materiais. 2018;34(9):1601-1606.

131. Zhang H, Tang Z, Sun Y, et al. Metal-organic chemical vapor deposition for the growth of compound semiconductor films. Jornal de Ciência dos Materiais. 2017;52(2):735-745.

132. Lee Y, Hwang S, Lee H. Deposição de vapor químico reforçada por plasma para o fabrico de películas finas. Journal of Vacuum Science & Technology B. 2014;32(6):061801.

133. Baughman RH, Zakhidov AA, de Heer WA. Carbon nanotubes-The route towards applications (Nanotubos de carbono - O caminho para as aplicações). Science. 2002;297(5582):787-792.

134. Geim AK, Novoselov KS. A ascensão do grafeno. Nature Materials. 2007;6(3):183-191.

135. Zhang Q, Wang Z, Liu T, et al. Advancements in chemical vapor deposition techniques for semiconductor device fabrication (Avanços nas técnicas de deposição de vapor químico para o fabrico de dispositivos semicondutores). Jornal de Ciência e Tecnologia de Semicondutores. 2020;35(8):085001.

136. Alamer R, Arefi-Khonsari F, et al. Desafios na deposição química de vapor: Scaling, precursors, and material considerations. Materials Today. 2016;19(5):272-280.

137. McLean J, Thompson D, Liu Y, et al. Direcções futuras na deposição de vapor químico para o fabrico de nanoestruturas. Nanotechnology. 2019;30(34):344004.

138. Solanki P, Shah R, Patel M. Sol-gel processing of nanoparticles and nanostructured materials: Fundamentals and applications. Journal of Materials Chemistry. 2017;27(16):5319-5333.

139. Gunawan P, Pillai S, Green M, et al. A review of sol-gel derived nanomaterials for

energy storage applications (Uma revisão dos nanomateriais derivados do sol-gel para aplicações de armazenamento de energia). Journal of Nanoscience and Nanotechnology. 2016;16(7):7210-7235.

140. Reddy BM, Sreedhar B, Muralidharan G. Processamento de nanopós por sol-gel: A review. Jornal de Ciência dos Materiais. 2014;49(4):1543-1561.

141. Zhang Y, Jiang T, Zhu Z, et al. Uma revisão da síntese sol-gel de nanopartículas de óxido metálico: Mechanisms, and applications. Jornal de Ciência e Tecnologia Sol-Gel. 2018;86(2):335- 350.

142. Kowalski Z, Sitko R, Góralczyk K, et al. Materiais derivados de sol-gel para a remoção de contaminantes da água: Avanços recentes e perspectivas futuras. Environmental Science & Technology. 2016;50(3):1032-1042.

143. Foster C, Armstrong R, Griffiths D, et al. The role of hydrolysis and condensation in sol-gel processing. Journal of Non-Crystalline Solids. 2015;409:1-8.

144. O'Neill M, Fitzmaurice D. O processo sol-gel: Fundamentos e aplicações em nanotecnologia. Materials Science and Engineering A. 2013;563:1-7.

145. Wang Y, Xie Y, Zhou Z, et al. Preparação de nanopartículas de óxido metálico pelo método sol-gel e sua aplicação em catálise. Jornal de Engenharia Química. 2017;325:379-397.

146. Rao C, Gokhale A, Raghavendra N, et al. Síntese e propriedades de nanopartículas de óxido metálico derivadas de sol-gel. Jornal de Nanomateriais. 2018;2018:1965349.

147. Zhang L, Zheng Y, Feng Q, et al. Aplicações de nanopartículas de óxido de metal derivadas de sol-gel em catálise e armazenamento de energia. Ciência e Engenharia de Materiais R. 2019;134:79-95.

148. Zhang Y, He B, Li H, et al. Drug delivery using sol-gel derived silica nanoparticles: Challenges and perspectives. Nanomedicina: Nanotecnologia, Biologia e Medicina. 2016;12(5):1283-1299.

149. Pomerantseva E, Lebedev M, Golovacheva R, et al. Síntese Sol-gel e caraterização de nanopartículas de sílica para administração de medicamentos. Jornal de Ciências Farmacêuticas. 2018;107(6):1422- 1433.

150. Misra R, Khatri M, Thakur A, et al. Filmes sol-gel nanoestruturados para aplicações ópticas e fotónicas. Ciência e Engenharia de Materiais B. 2015;202:1-18.

151. Kress M, Klemm E, Hirsch S, et al. Surface modification of sol-gel nanoparticles to

prevent agglomeration (Modificação da superfície de nanopartículas sol-gel para evitar a aglomeração). Colóides e Superfícies A: Aspectos Físico-Químicos e de Engenharia. 2017;518:89-99.

152. Rani R, Palanisamy P, Lee K, et al. Aumentar a escala do processo sol-gel para a síntese de nanopartículas: Methods and challenges. Jornal de Pesquisa de Nanopartículas. 2019;21(2):76.

153. Sharma A, Prasad G, Joshi R. Hybrid nanomaterials: Nanopartículas derivadas de sol-gel combinadas com nanomateriais à base de carbono para aplicações avançadas. Jornal de Nanociência e Nanotecnologia. 2020;20(5):3003-3020.

154. Zhang Y, Liu X, Wang Z, et al. Síntese hidrotérmica de nanopartículas de óxido metálico: Processo, mecanismos e aplicações. Química e Física de Materiais. 2016;178:180-194.

155. Li J, Zhang J, Chen D. Avanços recentes na síntese solvotérmica de nanomateriais para aplicações energéticas. Ciência e Engenharia de Materiais R. 2017;120:26-47.

156. Yang H, Liu G, Zhang G, et al. Síntese hidrotérmica de nanopartículas de óxido metálico: Uma revisão. Journal of Nanoscience and Nanotechnology. 2017;17(6):4241-4255.

157. Wang Y, Luo Y, Chen W, et al. Síntese controlada de nanopartículas de TiO2 através de processo hidrotérmico e suas aplicações. Journal of Nanomaterials. 2015;2015:739286.

158. Xu X, Wang X, Zhang S, et al. Síntese e aplicações de nanopartículas de óxido metálico preparadas hidrotermicamente. Jornal de Ciência dos Materiais. 2015;50(1):1-15.

159. Gao L, Huang X, Li X, et al. Síntese de nanotubos de TiO2 por um método hidrotérmico e suas aplicações em fotocatálise. Jornal de Química de Materiais. 2016;26(1): 18-27.

160. Li L, Sun Y, Zhao L, et al. Síntese hidrotérmica de nanopartículas de óxido metálico e suas aplicações em catálise. Materiais avançados.

161. Whitesides GM, Grzybowski B. Self-assembly at all scales. Science. 2002;295(5564):2418- 21.

162. Lehn JM. Química supramolecular: Concepts and perspectives. Angew Chem Int Ed Engl. 1988;27(1):89-112.

163. Zhang S. Fabrication of novel biomaterials through molecular self-assembly (fabrico de novos biomateriais através da auto-montagem molecular). Nat Biotechnol. 2003;21(10):1171-8.

164. Grzybowski BA, Wilmer CE, Kim J, Browne KP, Bishop KJM. Self-assembly: From crystals to cells. Soft Matter. 2009;5(6):1110-28.

165. Muthukumar M, Ober CK, Thomas EL. Interações concorrentes e níveis de ordenação em materiais poliméricos auto-organizados. Science. 1997;277(5330):1225-32.

166. Goldstein J, Newbury DE, Joy DC, Lyman CE, Echlin P, Lifshin E, et al. Scanning electron microscopy and X-ray microanalysis. 3ª ed. Nova Iorque: Springer; 2003.

167. Egerton RF. Princípios físicos da microscopia eletrónica: An introduction to TEM, SEM, and AEM. 2ª ed. Nova Iorque: Springer; 2016.

168. Zhang H, Banfield JF. Compreender o comportamento de transformação de fase polimórfica durante o crescimento de agregados nanocristalinos: Insights da microscopia eletrónica de alta resolução. J Phys Chem B. 2000;104(15):3481-7.

169. Singhal S, Bhattacharyya D, Ray AR. Caracterização da superfície de implantes e dispositivos médicos: SEM e AFM. Mater Sci Eng C. 2007;27(3):341-9.

170. Reimer L, Kohl H. Microscopia eletrónica de transmissão: Física da formação de imagens. 5a ed. New York: Springer; 2008.

171. Williams DB, Carter CB. Microscopia eletrónica de transmissão: A textbook for materials science. 2ª ed. Nova Iorque: Springer; 2009.

172. Egerton RF. Princípios físicos da microscopia eletrónica: An introduction to TEM, SEM, and AEM. 2ª ed. Nova Iorque: Springer; 2016.

173. Haider M, Uhlemann S, Schwan E, Rose H, Kabius B, Urban K. Imagem de microscopia eletrónica melhorada. Nature. 1998;392(6678):768-9.

174. Dubochet J, Adrian M, Chang JJ, Homo JC, Lepault J, McDowall AW, et al. Microscopia crioelectrónica de amostras vitrificadas. Q Rev Biophys. 1988;21(2):129-228.

175. Midgley PA, Dunin-Borkowski RE. Tomografia eletrónica e holografia na ciência dos materiais. Nat Mater. 2009;8(4):271-80.

176. Binnig G, Quate CF, Gerber C. Microscópio de força atómica. Physical Review Letters. 1986;56(9):930-3.

177. Meyer E. Microscopia de força atómica. Progress in Surface Science. 1992;41(1):3-49.
178. Garcia R, Perez R. Métodos dinâmicos de microscopia de força atómica. Surface Science Reports. 2002;47(6-8):197-301.
179. Müller DJ, Dufrêne YF. Microscopia de força atómica: Uma caixa de ferramentas para a nanobiofísica. Nature Nanotechnology. 2008;3(5):261-9.
180. Cullity BD, Stock SR. Elements of X-ray diffraction. 3ª ed. Upper Saddle River: Prentice Hall; 2001.
181. Warren BE. Difração de raios X. Reading: Addison-Wesley; 1969.
182. Klug HP, Alexander LE. X-ray diffraction procedures for polycrystalline and amorphous materials (Procedimentos de difração de raios X para materiais policristalinos e amorfos). 2ª ed. Nova Iorque: Wiley; 1974.
183. Jenkins R, Snyder RL. Introduction to X-ray powder diffractometry. New York: Wiley; 1996.
184. Patterson AL. A fórmula de Scherrer para a determinação do tamanho de partículas de raios X. Physical Review. 1939;56(10):978-82.
185. Smith BC. Interpretação espetral no infravermelho: Uma abordagem sistemática. Boca Raton: CRC Press; 1998.
186. Stuart B. Espectroscopia de infravermelhos: Fundamentals and applications. Chichester: Wiley; 2004.
187. Griffiths PR, de Haseth JA. Fourier transform infrared spectroscopy. 2ª ed. Hoboken: Wiley- Interscience; 2007.
188. Pavia DL, Lampman GM, Kriz GS. Introduction to spectroscopy (Introdução à espetroscopia). 4ª ed. Belmont: Cengage Learning; 2008.
189. Berne BJ, Pecora R. Dynamic light scattering: With applications to chemistry, biology, and physics. New York: Dover Publications; 2000.
190. Pecora R. Dynamic light scattering measurement of nanometer particles in liquids (Medição dinâmica da dispersão de luz de partículas nanométricas em líquidos). Journal of Nanoparticle Research. 2000;2(2):123-31.
191. Stetefeld J, McKenna SA, Patel TR. Dynamic light scattering: Um guia prático e aplicações em ciências biomédicas. Biophysical Reviews. 2016;8(4):409-27.
192. Bhattacharjee S. DLS and zeta potential - What they are and what they are not?

Jornal de Libertação Controlada. 2016;235:337-51.

193. Langer R, Weissleder R. Nanotechnology for drug delivery and imaging: Uma parceria promissora. Nature Nanotechnology. 2006;1(2):73-80.

194. Farokhzad OC, Langer R. Impact of nanotechnology on drug delivery (Impacto da nanotecnologia na administração de medicamentos). ACS Nano. 2009;3(1):16-20.

195. Peer D, Karp JM, Hong S, Farokhzad OC, Margalit R, Langer R. Nanocarriers as an emerging platform for cancer therapy. Nature Nanotechnology. 2007;2(12):751-60.

196. Muller RH, Keck CM. Desafios e soluções para a administração de fármacos hidrofóbicos utilizando nanocarreadores. International Journal of Pharmaceutics. 2004;285(1-2):9-23.

197. Zhang L, Gu FX, Chan JM, Wang AZ, Langer RS, Farokhzad OC. Nanopartículas em medicina: Therapeutic applications and developments. Clinical Pharmacology & Therapeutics. 2008;83(5):761-9.

198. Gupta AK, Gupta M. Síntese e engenharia de superfície de nanopartículas de óxido de ferro para aplicações biomédicas. Biomaterials. 2005;26(18):3995-4021.

199. Hainfeld JF, Slatkin DN, Focella TM, Smilowitz HM. Nanopartículas de ouro: Um novo agente de contraste de raios X. The British Journal of Radiology. 2006;79(939):248-53.

200. Jokerst JV, Gambhir SS. Imagiologia molecular com nanopartículas theranostic. Contas da Investigação Química. 2011;44(10):1050-60.

201. Shen Z, Wu A, Chen X. Agentes de contraste à base de nanopartículas de óxido de ferro para imagiologia por ressonância magnética. Farmacêutica Molecular. 2017;14(5):1352-64.

202. Kim D, Park S, Lee JH, Jeong YY, Jon S. Antibiofouling polymer-coated gold nanoparticles as a contrast agent for in vivo X-ray computed tomography imaging. Journal of the American Chemical Society. 2007;129(24):7661-5.

203. rokhzad OC, Langer R. Impact of nanotechnology on targeted drug delivery. Nature Reviews Drug Discovery. 2009;8(9):771-82.

204. Matsumura Y, Maeda H. Um novo conceito para a terapêutica macromolecular na quimioterapia do cancro: Mecanismo de acumulação tumoritrópica de proteínas e o agente antitumoral SMANCS. Cancer Research. 1986;46(12):6387-92.

205. Allen TM, Cullis PR. Liposomal drug delivery systems: From concept to clinical applications. Advanced Drug Delivery Reviews. 2013;65(1):36-48.

206. Torchilin VP. Nanocarreadores multifuncionais para administração de medicamentos. Nature Reviews Drug Discovery. 2014;13(11):813-27.

207. Qu X, Alvarez PJ, Li Q. Aplicações da nanotecnologia no tratamento da água e das águas residuais. Investigação sobre a água. 2013;47(12):3931-46.

208. Rao GP, Lu C, Su F. Sorção de iões metálicos divalentes de soluções aquosas por nanotubos de carbono: Uma revisão. Separation and Purification Technology (Tecnologia de Separação e Purificação). 2007;58(1):224-31.

209. Fujishima A, Zhang X, Tryk DA. TiO2 photocatalysis and related surface phenomena. Surface Science Reports. 2008;63(12):515-82.

210. Savage N, Diallo MS. Nanomateriais e purificação da água: Opportunities and challenges. Journal of Nanoparticle Research. 2005;7(4):331-42.

211. Rai M, Yadav A, Gade A. Silver nanoparticles as a new generation of antimicrobials. Biotechnology Advances. 2009;27(1):76-83.

212. Kümmerer K. O papel da nanotecnologia no controlo da poluição. Environmental Science and Pollution Research. 2009;16(5):1049-61.

213. Fard JP, Khorasani SN, Ghazali Z, Bakar ZA, Amini M. Adsorção de metais pesados por

nanotubos de carbono: Uma revisão. Environmental Science and Pollution Research. 2013;20(10):7715-28.

214. Linsebigler AL, Lu G, Yates JT. Photocatalysis on TiO2 surfaces: Principles, mechanisms, and applications. Chemical Reviews. 1995;95(3):735-58.

215. Li J, Hu X, Yuan Z, et al. Electrochemical approaches to water treatment: Uma revisão das tecnologias baseadas em nanopartículas. Jornal de Gestão Ambiental. 2017;202:15-30.

216. Long J, Lu J, Wei Z, et al. Nanomateriais para a captura e conversão de CO2: Estado e perspectivas. Jornal de Química de Materiais A. 2019;7(6):2743-60.

217. Cummings SW, Singh P, Lee H, et al. Remediação de metais pesados em solos utilizando nanomateriais. Tecnologia Ambiental e Inovação. 2018;10:129-39.

218. Akinwande D, et al. Carbon nanotubes and graphene for electronics (Nanotubos de carbono e grafeno para eletrónica). IEEE Transactions on Nanotechnology.

2014;13(4):788-93.

219. Novoselov KS, et al. Um roteiro para o grafeno. Nature. 2012;490(7419):192-200.

220. Cao X, et al. Materiais à base de grafeno para aplicações fotónicas. Journal of Materials Chemistry C. 2017;5(30):7630-50.

221. Iwai H, et al. The impact of Moore's law on the semiconductor industry (O impacto da lei de Moore na indústria dos semicondutores). IEEE Transactions on Electron Devices. 2009;56(4):749-54.

222. Bao Z, et al. Eletrónica flexível impressa. Journal of Materials Chemistry. 2010;20(33):6800-

9 .

223. Shah SA, et al. Plasmonics: Fundamentals and applications. Journal of Nanoscience and Nanotechnology. 2012;12(9):7033-56.

224. Alivisatos AP. Semiconductor clusters, nanocrystals, and quantum dots. Science. 1996;271(5251):933-7.

225. Liu Z, et al. Nanoestruturas plasmónicas para aplicações de deteção. Sensors. 2011;11(4):3027-51.

226. Bhushan B. Nanotribologia e nanomecânica de materiais: Princípios, métodos de caraterização e aplicações. Journal of Materials Science. 2010;45(19):5313-24.

227. Zhang L, et al. Compósitos de polímeros reforçados com nanotubos de carbono: A review. Journal of Applied Polymer Science. 2017;134(9):44882.

228. Zhang Y, et al. Melhoria das propriedades mecânicas dos nanocompósitos de epóxi com diferentes cargas de nanosílica. Ciência e Tecnologia de Compósitos. 2011;71(9):1242-9.

229. Fu Z, et al. Desenvolvimento de revestimentos de alto desempenho para resistência à corrosão utilizando nanotecnologia. Tecnologia de Superfícies e Revestimentos. 2012;206(22):4492-9.

230. Novoselov KS, et al. Um roteiro para o grafeno. Nature. 2012;490(7419):192-200.

231. White SR, et al. Autonomic healing of polymer composites (cicatrização autónoma de compósitos poliméricos). Nature. 2001;409(6822):794-7.

232. Nel AE, et al. Toxic potential of materials at the nanolevel. Science.

2006;311(5761):622-7.

233. Luanpitpong S, et al. Carbon nanotube-induced oxidative stress and inflammation (stress oxidativo e inflamação induzidos por nanotubos de carbono). Nanotoxicologia. 2011;5(3):147-56.

234. Oberdörster G, et al. Translocation of inhaled ultrafine particles to the brain (Translocação de partículas ultrafinas inaladas para o cérebro). Inhalation Toxicology. 2004;16(6-7):437-45.

235. Stone V, et al. Nanotoxicologia: A review of the toxicity of nanomaterials. Nano Today. 2010;5(1):26-36.

236. Zhang W, et al. Respostas inflamatórias induzidas por nanopartículas. Nanotoxicologia. 2012;6(1):58-67.

237. Donaldson K, et al. Nanotoxicologia: An overview of the health risks of nanomaterials. Nanomedicina: Nanotecnologia, Biologia e Medicina. 2004;1(1):12-9.

238. Marcomini A, et al. Ecotoxicidade e avaliação dos riscos ambientais das nanopartículas. Environmental Toxicology and Chemistry. 2012;31(4):747-53.

239. Oberdörster G, et al. Nanotoxicologia: Uma disciplina emergente que evolui a partir de estudos de partículas ultrafinas. Environmental Health Perspectives. 2005;113(7):823-39.

240. Gauthier J, et al. Environmental implications of nanoparticles (Implicações ambientais das nanopartículas). Environmental Science & Technology. 2010;44(13):5070-4.

241. Comissão Europeia. Regulamento (CE) n.º 1223/2009 do Parlamento Europeu e do Conselho relativo aos produtos cosméticos. Jornal Oficial da União Europeia. 2009.

242. Weigel S, et al. Regulatory challenges of nanomaterials (Desafios regulamentares dos nanomateriais). Nature Nanotechnology. 2009;4(4):213-7.

243. Bowman DM, et al. Nano-regulação: The complexities of regulating emerging technologies. Nature Nanotechnology. 2007;2(4):222-4.

244. Nel AE, et al. Toxic potential of materials at the nanolevel. Science. 2006;311(5761):622-7.

245. Buzea C, et al. Nanomateriais e nanopartículas: Fontes e toxicidade.

Biointerphases. 2007;2(4):MR17-71.

246. Linkov I, et al. Risk-based standards for nanomaterials. Nature Nanotechnology. 2009;4(10):522-5.

247. van Broekhuizen F, et al. Nano-products in the European Union (Nano-produtos na União Europeia). Journal of Cleaner Production. 2012;39:67-77.

248. Agência Europeia dos Produtos Químicos. Guia de orientação sobre requisitos de informação e avaliação da segurança química. 2021.

249. FDA. Nanotecnologia - Uma perspetiva científica regulamentar. 2022.

250. EPA DOS EUA. Considerações sobre a segurança da nanotecnologia no local de trabalho. 2023.

251. Shatkin JA, et al. Emerging nanotechnology regulations in Asia (Regulamentação emergente sobre nanotecnologia na Ásia). Environmental Science & Technology. 2010;44(3):759-64.

252. OECD. Diretrizes para o ensaio de produtos químicos: Nanomateriais. 2020.

253. Puzyn T, et al. Nanomaterial toxicity: Advances and challenges in computational modeling (Avanços e desafios na modelação computacional). Nature Nanotechnology. 2011;6(3):175-81.

254. Allhoff F, et al. Nanoethics: The ethical and social implications of nanotechnology. Hoboken: Wiley; 2007.

255. Amenta V, et al. Nanotecnologia na UE: Environmental health and safety challenges. Nanomedicina: Nanotecnologia, Biologia e Medicina. 2015;11(4):621-9.

256. Iravani S, et al. Síntese ecológica de nanopartículas metálicas utilizando plantas. Green Chemistry. 2011;13(10):2638-50.

257. Xie J, et al. Nanomaterials for sustainable energy production and storage. Chemical Society Reviews. 2016;45(9):2675-708.

258. Roco MC, et al. Convergência da ciência e da tecnologia à nanoescala: Oportunidades para a sustentabilidade. Journal of Cleaner Production. 2011;19(1):1-7.

259. Peer D, et al. Nanocarriers as an emerging platform for cancer therapy. Nature Nanotechnology. 2007;2(12):751-60.

260. Koo H, et al. Nanotechnology for bioimaging and targeted therapy. Jornal de Libertação Controlada. 2013;172(3):723-36.

261. Butler KT, et al. Aprendizagem automática para a ciência molecular e dos materiais. Nature. 2018;559(7715):547-55.
262. Awschalom DD, et al. Tecnologias quânticas com spins opticamente activos em materiais concebidos. Nature. 2018;557(7707):343-9.
263. Barandun LJ, et al. Engenharia de células sintéticas utilizando nanotecnologia. Nature Reviews Materials. 2019;4(1):3-5.
264. Akyildiz IF, et al. The Internet of Nano-Things. Revista IEEE Communications. 2010;49(3):58-63.
265. Allhoff F, et al. Nanotecnologia: Ethical and societal considerations. Wiley Interdisciplinary Reviews: Nanomedicine and Nanobiotechnology. 2010;2(5):502-10.

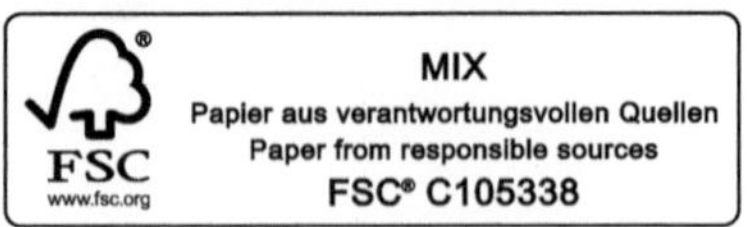

Printed by Books on Demand GmbH, Norderstedt / Germany